延緩失能 安全照護 全書

【暢銷修訂版】

居家長照、「預防延緩」失能，
照顧不受傷！

No-Lift Policy

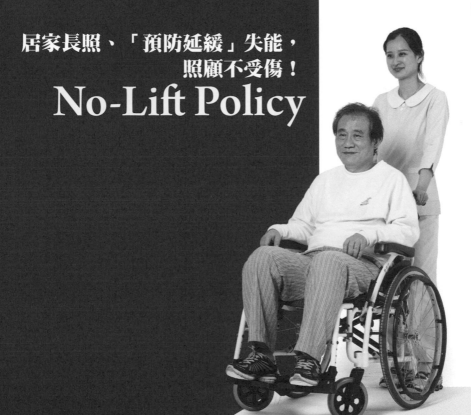

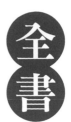

H₂O 原水文化

Contents 目錄

前言 邁入超高齡社會，你準備好了嗎？

面對超高齡「三低一高」的時代來臨——18

Part 1 追求高齡友善、健康無負擔的老後生活

中年以後的身心靈健康規劃——46

活力老化、預防跌倒的友善環境——59

Part 2 兼顧被照護者與照護者需求的安全照護

行動力衰退是開始失能的警訊之一——76

Part 3　安全照護輔具的應用

安全照護輔具的使用方式介紹 ──160

一、出院回家──160

1-1
上／下車（汽車→輪椅）

160

1-2
上／下樓（汽車→爬梯機）

163

1-3
輪椅到床／床到輪椅

──166

1-3-1
被照護者能站起（輪椅→床）

166

1-3-2
被照護者可維持坐姿平衡，但腳部無法承重（站立式移位機→床）

169

1-3-3
被照護者能坐姿平衡，上肢稍有力；且輪椅和床高度接近、路徑淨空（輪椅⇌床）

170

1-3-4
被照護者無法維持坐姿平衡（高背輪椅⇌床）

172

1-3-5
被照護者無法坐起（懸吊式電動移位機⇌高背輪椅）

176

二、床上移動、照護

2-1
床上翻身（可拍背、預防褥瘡）

181

2-2
床上水平移位

──185

2-3
床上翻身坐起（可進食、下床等）

188

三、沐浴

推薦序①

迎接2025超高齡社會、「安全行動照護」超前部署

陳適卿／

中華安全行動照護協會現任理事長／台灣神經復健醫學會理事長／
台北醫學大學醫學院教授暨前院長

　　本人謹以中華安全行動照護協會理事長身份感謝本協會已故創辦人郭外天先生於11年前創辦「中華安全行動照護協會」並於2016年撰文出版國內第一本兼顧被照護者與照護者安全的《失能安全照護全書》，獲得廣大讀者迴響，也是許多照服員、家屬照顧者、高齡照護系學生的最佳長照指南工具書。

　　郭創會理事長生前對於改善推動「失能安全照護環境與照顧品質」全心奉獻，不遺餘力。積極倡導歐美實施已久的符合人體工學安全照護政策「No -Lift Policy」盼能在照護過程中減少二次傷害，保障照護者身體安全，減輕照顧壓力，維護被照護者尊嚴，延緩失能，提升照顧品質與安全。

　　2025年，台灣將邁入超高齡社會，每五人便有一位65歲以上高齡者，如何預防老化延緩失能？如何在勞動人口減少，照護人力不足的現況下做好失能安全照護？ 這些都是當前最重要的社會問題。

　　有鑑於此，為推廣理念與持續社會關懷，協會遂於今年進行再版《失能安全照護全書》，保留既有內容，並增加新的照護觀念和資訊如「自立支援照顧」與「長照2.0補助」。藉由本書提供更多預防及延緩失能與安全照護的知識技能。迎接超高齡社會、做好超前部署！

推薦序②

活出尊嚴、延緩老化、
減輕失能的健康老年生活

彭家勛教授／
台北榮總新竹分院院長、台灣神經學學會理事長、前台灣腦中風病友協會理事長

認識郭外天創會理事長多年，深知他除了是一位急公好義、熱心助人的學者外，更關心台灣社會的未來發展，常常期盼能以一己之力，為國家社會謀最大之福旨。

過去，他特別關心國內未來即將要面臨的社會急速老年化對家庭與個人醫療照護的衝擊與影響之議題，並投身研究如何提升老年照護安全的相關課題，積極落實並推廣相關知識。

郭理事長除了常能提出許多過人且獨特的個人見解外，並擁有許多親身經歷的寶貴經驗可供大家學習，所以常應國內、外學術團體、學校之邀請演講。個人曾親自聆聽過郭理事長幾場精彩的演講，獲益良多，常有意猶未盡之感，如今郭理事長為了讓自己長年來致力於提升老年照護安全所累積的知識和寶貴經驗，能造福更多行動失能者、老年人及其家屬，特別花了許多的時間與精力，將過去所有資料彙整成冊，出書助人，實是一件極大的善行義舉，本人十分有幸得以先拜讀其內容並受郭理事長之邀為文推薦，期盼這本十分務實的健康老化寶鑑，能幫助更多人。

正如郭理事長於前言中所述，台灣社會正逐漸面臨一場高齡化與少子化，前所未有的人口結構畸型發展所形成之大海嘯的全面衝擊，所以若不能提早預先建構好社會醫療安全網，未來除了會影響全台灣

7

社會的經濟發展外，嚴重者，更可能會破壞社會結構的穩定，造成社會的動盪。

郭理事長有鑑於此，故於2011年5月14日召集多位國內相關的專家學者共同成立中華安全行動照護協會，以實際行動來面對這場台灣社會即將面臨的巨大風暴。

本書中特別提到**老化是無法避免的自然現象，但如何追求健康老化與預防失能，進而達到「成功老化」的夢想，是老化過程中最重要的課題**。其中，最重要的就是打造兼具「三H四指標」的高齡友善照護環境，以協助年長者達到成功老化的境界。

「三H」指的是對年長者的健康維護（health）、人權尊重（human right）與人性關懷（humanity）；而「四指標」則是管理政策、照護流程、溝通與服務和居住環境等四方面。本書細數了年長者在年老後，身、心、靈退化可能出現的生理症狀及可能出現的常見意外，進而導致生活照護的需求，特別強調建立居家高齡友善環境需要的迫切性，希望社會各界能齊心協力打造台灣社會成為合乎WHO標準的高齡友善城市，以幫助生活在台灣這塊寶地上的眾長者都能活出尊嚴、延緩老化、減輕失能的健康老年生活。

同時，本書中也從照護者的角度來探討照護者在照護長者時，可能面臨的照護壓力而導致身體和心理的創傷，並且以圖文並茂的方式，推薦許多照護技巧與應用適當輔具，以降低照護長者時可能導致之照護者本身的傷害。

總而言之，這是一本值得推薦給家有長者的人所閱讀的書，內容十分實用，將有助於提升對長者的照護品質。

推薦序③

不適抬舉，你我都受苦

簡文仁／
亞洲物理治療聯盟理事長／
前國泰醫院 物理治療師

　　身為醫療工作人員，常有同事因為工作上的操勞，尤其是照護病人時，造成筋骨傷害，甚至因而離開熱愛的職場。所以，我常常介紹、提醒同仁、患者等如何利用人體工學的專業，有效出力，避免受傷，但是醫療人員的職傷比率仍然長期居高不下，也是血汗醫院的元兇之一。

　　讓我更不忍心的是，常見到醫護人員或病人家屬直接將病人抱起，在輪椅和病床之間移位，不僅雙方都惶恐不安，也常常因此造成傷害。治療師所能做的，就是教這些照護者正確的移位技巧，以安全有效地做好該做的照護工作。但事實上，目前國內的照護技巧離先進國家優雅幸福的照護情境還有一大段距離，希望國內能夠很快迎頭趕上，減輕照護傷害。

　　事實上，近年來，世界各國均開始重視、推廣安全照護的No-Lift Policy政策，也就是減少抬舉蠻力的動作，以保護醫病雙方，包括了三大出力原則：①避免垂直出力，②鼓勵患者出力，③善用輔具出力。

　　要達到這樣的境界，有三大重點：

・**輔具：**亦即硬體部分，所謂「工欲善其事，必先利其器」，善用科技輔具，不僅能夠很方便、很有效率地替代人力，照護者也不必再

臉紅脖子粗地工作。

- **專業**：亦即軟體部分，有人設計出實用的輔具，也要有人能善於運用，否則不實用的輔具充斥市面，或光有輔具卻不知善用，甚至不會用，也是沒有意義。

- **環境**：良好的照護環境需要大環境政策，包括政府或醫院高層的認知與支持，也要有小環境的空間和動線規劃才能完美達成。

隨著高齡化、少子化社會的來臨，長期照護的需求只會愈來愈多，而照護人員的健康與尊嚴也會愈來愈受到重視。No-Lift Policy是一個必然的趨勢，如果面對可預見的未來需求，卻仍然不適抬舉，你我都將受苦。

中華安全行動照護協會出版的這本《延緩失能安全照護全書》新書，不只告訴了我們照護技巧、介紹照護各式的輔具，它更廣泛探究了長期照護的議題，並提出了解決策略，是一本符合照護者、被照護者健康幸福的好書，值得一讀。我要為它按一個讚！

推薦序④

愛心耕耘的安全照護寶典

陳玉枝／
台北榮民總醫院護理部顧問、台灣實證護理學會名譽理事長、
台灣護理學會常務監事、中華安全行動照護協會副理事長

　　走過臨床護理逾四十載，扶持過無數病患及家屬度過生、老、病、死的人生歷程，深深地體會「世界上只有一種東西，你送給了別人，自己卻不會少，那就是愛」。

　　有幸在2011年時，承蒙郭外天理事長的盛情邀請，參與籌畫成立中華安全行動照護協會。郭理事長深悉國內照護環境，了解非但政府專職人力與社服資源不足，相關資訊更形匱乏，安全照護之觀念和制度亦極待建立，亟待有志者為社會貢獻一份心力。

　　這些年來，看到郭理事長對失能者及照顧者「隨時給愛、即時給愛」的善行不勝枚舉，愛護失能者、捐贈大型沐浴設備及各類轉移位輔具，使長者享有舒適及安全的照護；愛護照護者，提倡並建立「No-Lift Policy」的觀念，不徒手搬運與移動病患之規範，使照護者降低移動長者造成的傷害，改善照護者之工作環境；辦理多元化的培訓、製作海報、出版《安全照護行動無礙手冊》及「安全照護衛教光碟」等，免費提供醫療院所、養護機構使用，無私奉獻；並且親力親為地到各級學校、社區、長照機構、養護機構、醫院等演講，傳播安全照護的理念及行動。

　　郭理事長用愛心耕耘安全照護的行動，也許還升不成光芒萬丈的

太陽，卻已升成一輪皎潔的月亮，為安全照護添一分光明與熱量，已喚起社會廣大的迴響，當可集結大家的力量，共同打造安全優質的照護環境。

面對高齡化社會來臨，老人的照護問題愈來愈受重視，慢性病及長期照護個案需要有整體性、連續性及整合性的照護，也就是依個案的身、心、靈、社會、財務等狀況，透過多元及跨專業領域等各式資源之整合，提供專業領域的照護。《延緩失能安全照護全書》，是郭理事長歷經數十載淬煉的精髓，帶領團隊完成的寶典，正符合現時代的需求，要完成這本大作，如果不是因為「愛」，如果不是因為「使命」，是很難竟其功的。

《延緩失能安全照護全書》包括兩大領域：一是追求高齡友善、健康無負擔的老後生活；二是兼顧被照護者與照護者需求的安全照護。內容涵蓋歐美先進國家安全照護的理念與模式、國內的現況及未來需求，並引進新觀念、新作為，理論與實務兼具，是一本值得參考的醫護教育用書。

全書內容編排極具特色，圖文並茂，平實易懂，如：介紹老化相關理論時，用實際個案的情況描述──「家有一老、真如有一寶？還是得自保？」更能讓讀者感同身受；在輔具使用方面，則依照長者的活動情境，設計各種輔具的選擇及操作方法，是指導病人及家屬的最佳選擇；也是家人及親朋好友家庭必備的好書。

從這本書的啟發，讓我們懷著大愛心，一起學習愛、創造愛、分享愛、給予愛。

台灣需要更有效率且安全的
超高齡世代照護方式

劉梅君／

政治大學勞工研究所教授、台灣醫療改革基金會董事

　　台灣社會快速高齡化已是不爭之事實，預估台灣到2025年時將會進入聯合國定義的「超高齡社會」。根據衛福部的估計，2015年全台失能人口數達75.4萬人，其中48.73萬人是65歲以上高齡人口，可預見的是高齡失能人口將隨著人口結構快速高齡化而相應增加。因此如何改變傳統對於老年的認知與想像，從而提出因應之政策方向，即成為整個國家面臨的最大社會挑戰。

　　如果我們的終極目標是希望每個人都能健康到老，那麼從生命週期的觀點來審視，早期影響一個人健康最大的因素之一不外乎職場，這個階段很重要的一個政策挑戰就是：如何讓職場工作環境既友善且安全，以保護勞工免於職業傷病的發生。根據勞保局的職業傷病給付統計，台灣多年來肌肉骨骼傷病給付一直是勞保職業傷病給付的最大宗，高達近八成的給付適用在這類的傷病上。台灣人口海嘯來臨之際，希望勞動力健康的議題能為政府部會所重視，甚至成為政策良窳的評估標準項目。

　　很欣喜得知中華安全行動照護協會即將出版這本書，「No-Lift Policy」雖已是國外宣導多時，且成為政策的安全照護行動，但此觀念

及實作在國內仍是陌生的令人擔心。台灣未來無法避免隨著人口高齡化而增加的失能者，因此照顧負荷將可預期是非常龐大，如何避免寶貴的照顧人力在缺乏相關教育訓練的情況下，徒手施力照顧導致受傷的發生，是日前照顧議題中嚴重被忽視的面向。如同本書所言，台灣面臨專業照護人力的缺乏，因此必須更嚴肅思考更有效率且安全的超高齡世代照護方式，不能再延續過去那種徒手搬運，且過度仰賴缺乏訓練之外籍看護與昂貴的機構化之醫療照護模式！

　　我也非常支持本書的呼籲，那就是導入社區與社會的力量來協助家中失能或需要照護之老人，透過建置完善的老人再社會化與社會生活支持系統，不再讓個別國人自行承擔沉重的失能老人照護壓力，減少家庭與社會成本支出，也讓需要照護的老人能更健康與安全。當個別家戶出現照護需求時，國家應予協助導入更安全而有效率的輔具照護，以取代容易造成照護者傷害的徒手搬運照護，同時補助居家環境的重新設計規劃與改造。換言之，**人員照顧訓練及設施輔具的協助雙管齊下**，如此才能**確保照顧者及被照顧者雙方的安全**，避免因不當照顧方式所衍生的二度傷害與整體社會所付出的代價。

　　最後，我想特別要呼籲社會重視No-Lift Policy，不僅是如本書不厭其煩地指證其重要性，這個政策所彰顯的性別意涵更是令人期待：照護工作者長期是陰盛陽衰，以往不知多少女性因缺乏正確的照護操作與指導，以至於因照護而受傷的情況比比皆是，如果No-Lift Policy能在台灣這塊土地上正式上路，則以女性為主的照護工作者將會是此政策的直接受益者，同時也因該項政策的倡議提供了更安全且合理的工作環境，想必會吸引更多女性投入此工作，從而有助於經濟自主及其帶來的人格獨立與尊嚴。

推動優質的照護技巧，安全又放心

林依瑩／

現任弘道老人福利基金會董事、
伯拉罕共生照顧勞動合作社理事主席、前台中市副市長

在高齡42歲產下第三胎後，明顯發現自己的腰椎及膝蓋應都有受損，後來在47歲開始擔任照服員，常有機會服務到重症的長輩，一旦移位不正確，腰椎馬上產生不適的反應，疼痛好幾天。至今我已從事長照二十餘年，真正投入長照第一線時，深深感受到照服員的「照顧技巧」及「相關輔具協助」極為關鍵，更能體會到照服員的安全是照顧病患最重要的第一步，唯有照顧者安全，服務的個案才能安全與舒適，家屬才能放心。

「中華安全行動照護協會」長年致力於照顧現場能力的提升與安全照顧，在歷經長照1.0及長照2.0的快速變動中，皆是不可或缺的長照軸心。期盼可以帶動各界更多投入，共創高齡優質的安全照顧生態。

推薦序 ⑦

啟動照顧的良性循環

林金立／
台灣自立支援照顧專業發展協會理事長

面臨高齡化的衝擊，照顧需求增加是嚴肅的問題，從個人以至於國家，建構一個可以降低負擔、永續發展的未來社會，是大家要一起努力的生活課題。近幾年來，在政府及各方努力下，台灣照顧量能跳躍式進步，照顧的思維也漸漸從過去「依賴、服侍」，開始朝向促進生活能力提升的方向，這種「支援長者繼續自主、自立，可以過著本來、想過的生活」，就是自立支援的內涵。

要達到上述的願景，必須從生活照顧技術提升，輔具、科技運用，以及生活居住型態改造等面向共同導入，才能產生成效，彙整近幾年在台灣輔導超過300家長照機構導入自立支援照顧的經驗，我們發展出「一個核心、三個面向」的操作架構：「以長者的期待與意願為核心，透過意識的激發、生活功能限制的解決、及問題解決能力的提升等三個面向，促進生活自立的達成。」而同時讓照顧者感受到自主進步，讓被照顧者感覺負擔減輕，進而產生良性循環是很重要的開始，這兩個看似相斥的軸線，要怎麼朝向同一方向發展呢？輔具的開發與應用是很重要的關鍵。

以走路為例，往往因為擔心跌倒，過度依賴輪椅，最後造成下肢功能日漸低下，若能善用合適的助行器、助步車、移位設備，方便長者移位、行動，有機會繼續維持八成的生活功能，照顧者的負擔也能降低，這樣良性循環就會產生。「中華安全行動照護協會」致力於輔具與安全照護的推廣，本書可以協助更多照顧者與被照顧獲得啟發與協助，對高齡社會是一大福音。

提倡「安全照護」減輕高齡社會的負擔

郭外天／中華安全行動照護協會創會理事長
撰寫於2006年

2017年，台灣將正式邁入高齡社會，屆時台灣人口結構將形成三低一高（總人口數低、勞動人口低、出生率低、老化人口高）「高齡化」、「少子化」的雙重負面影響必將對台灣的經濟、財政、社會、教育等，造成莫大的衝擊！面對如此艱難的社會問題，我們準備好了嗎？

五年前，本人深感國內照護機構與一般照護者對於安全照護觀念、知識和資訊均不足，且往往未受過專業訓練，面對老化、失能既無奈又無助！更常在照護過程中因搬運、移位等的方法錯誤，而普遍發生背部疼痛及肌肉拉傷等工作職業傷害；被照護者亦因受到不當的照顧，而造成二次身心傷害，甚至意外跌倒、骨折，造成龐大的醫療資源支出，以及社會成本和家屬沉重的負擔。

有鑑及此，為善盡社會責任，本人遂邀集全國四十八位分別跨二十個專業領域的學者專家共襄盛舉，創立了「中華安全行動照護協會」（Chinese Safe Patient Handling & Movement Association，NGO組織），主要任務在於宣導並推動安全照護理念，以安全為核心，以品質為目的。

本協會亦是國內唯一倡導推動「No-Lift Policy」者，致力於倡導不徒手搬運移動病患之政策及規範，強調照護者於病患移轉位時，應注意人體工學，適時正確善用輔具，以改善生活機能、增進行動力、減緩失能、保障照護者避免身心傷害，維護被照護者尊嚴，並與國際接軌交流。

今年我們為了推展「預防及延緩失能」照護觀念，特出版國內第一本安全照護專書——可配合手機掃QR Code直接點選教學影片，學習安全轉移位技巧與輔具操作方法。不僅提供學校教學、教材的參考，更可作為長期照護的指南。

17

前 言

邁入超高齡社會，你準備好了嗎？

面對超高齡「三低一高」的時代來臨

　　台灣未來社會老化的速度，可謂三級跳，亦是世界之最，人口結構形成三低一高：（一）低人口成長並出現負成長，至2060年預估人口數將不到1800萬；（二）低出生率，2009年起連續三年生育率世界之末；（三）低勞動人口數，生產力、競爭力亦隨之下降。唯一一高即「高齡化」，2025年即將進入超高齡社會。高齡化、少子化對台灣整個國家的經濟、財政、教育、社會，均造成極大的衝擊與壓力。

1.台灣的未來將是又老又少又窮的時代

　　台灣有個嚴峻，卻沒有特效藥的問題必須面對，就是高齡化與少子化，即將全面衝擊國家經濟政策、社會福利，甚至是醫療環境等問題，倘若不能及時建構好社會安全網，恐怕屆時會發生許多令人不忍卒睹的負面現象，例如老人會因為經濟困頓而淪為無家可歸的遊民，或是高齡自殺的比率會持續升高！

　　根據世界衛生組織（WHO）的定義，65歲以上老年人口比率超過人口7%的國家稱為「高齡化社會」；而達到14%，即稱為「高齡社會」；若是高達20%，則稱為「超高齡社會」。

　　台灣在1993年時期，平均65歲以上的老年人口達到7%，進入聯合國定義的高齡化社會（aging society）。25年後的2018年，老年人

口成長超過一倍，來到14％，邁入高齡社會（aged society）。估計2025年的台灣，老年人口將會超過20％，進入超高齡社會（super-aged society）之外，未來還將超越日本，成為全球最老的地區。

對於日本高齡化問題的嚴重性，我們都曾經耳聞過，不過卻很少有人意識到台灣的高齡化問題竟然比日本還嚴峻？

日本自從1970年代進入高齡化社會後，就已經開始積極思考、佈局各種解決高齡化社會問題的對策，包括國民年金、長照計畫等，但卻還是在面對高齡化海嘯問題上顯得捉襟見肘。而可預見的將來，台灣也將要邁入更嚴峻的高齡社會，卻連支援高齡人口的長照政策都還

台灣高齡人數三級跳—三低一高

		高齡化		高齡	超高齡
台灣人口結構	西元 1993	2012	2018 推計值	2025	2060 1800萬人↓
65歲以上高齡人口	7%	↑11%	↑15%	↑20%	↑39%
勞動人口 15至64歲工作高齡人口	68%	↓74%	↓72%	↓68%	↓51%
14歲以下幼年人口	25%	↓15%	↓13%	↓12%	↓10%

資料來源：經建會

沒開始運作，不免令人對台灣的未來感到十分憂心——台灣對於防範高齡化問題衝擊社會的準備工作卻遠遠不如日本，面對比日本更加嚴峻的人口結構將帶來的政治、經濟、社會、文化各領域的衝擊，台灣若不再積極作為，未來環境將不堪設想。

更可怕的是，邁入超高齡社會後，台灣的人口老化問題還會繼續惡化下去。2060年時，台灣65歲以上的高齡人口將達到39%，換句話說，平均2.5人就有一個是老人，即使將所有的公車或捷運座位全設為

1960～2060年台灣老年和幼年人口比例

資料來源：內政部主計處

年份	老化指數	老年人口：幼年人口	65歲以上人口所占比率	年齡中位數
2060年	401.6%	4.0：1	（39.4%）	57.4歲
2045年	332.6%			54.1歲
2030年	199.4%			48.0歲
2016年	101.1%	1：1.0		40.6歲
2011年	72.2%	1：1.4	（10.9%）	38.0歲
2006年	55.2%			35.2歲
1990年	23.0%			27.5歲
1983年	15.2%	1：6.6	（4.7%）	24.2歲
1975年	9.9%			21.3歲
1960年	5.5%	1：18.3 （2.5%）		17.6歲

博愛座，也不夠全國的老人使用，放眼望去，見到的幾乎都是老年人。

　　雪上加霜的是，台灣社會老年人口增長的速度極快，青年人口的增長速度卻十分緩慢。在低薪、過勞、高房價、對台灣未來不抱持希望等多重因素影響下，台灣的生育率在2000年後出現雪崩式衰退。2011年的全年出生人口僅只有16.8萬人，生育率只有0.895。經建會甚至悲觀地預測，1990年代以後出生的年輕人將有三成沒有孩子、四成沒有孫子。

　　人口問題向來是一個國家的重要政策，當歐盟國家在生育率低於1.6時，就強行推動提升生育率計畫，但台灣在2000年生育率跌落至1.6時卻仍毫無因應計畫。老年人愈來愈多，青壯年人口卻愈來愈少，也就是說，需要被照護的人口愈來愈多，能工作與照護他們的人卻愈來愈少。

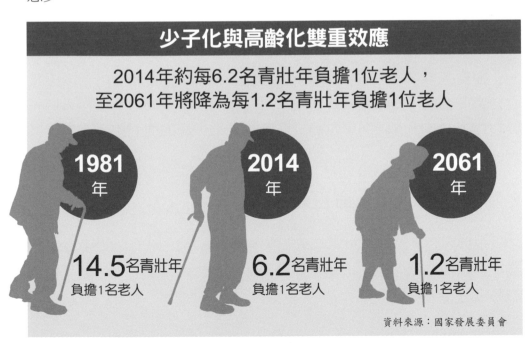

少子化與高齡化雙重效應

2014年約每6.2名青壯年負擔1位老人，
至2061年將降為每1.2名青壯年負擔1位老人

1981年
14.5名青壯年
負擔1名老人

2014年
6.2名青壯年
負擔1名老人

2061年
1.2名青壯年
負擔1名老人

資料來源：國家發展委員會

台灣社會的撫養比（15～64歲人口撫養15歲以下和65歲以上人口之比率），目前是5.5：1，到2040年時，將一路下滑到1.5：1，而且扶老比將高過扶幼比（撫養比愈低愈好，愈低的國家，人口紅利愈高，社會勞動力創造的盈餘可以活絡社會發展）。從扶養比大幅攀升的趨勢來看，可以想見的是，未來的台灣絕對不能比照現階段照護高齡人口的方式來處理，勢必需要新的應變政策或方案。因為**未來的台灣既缺乏照護的專業人員，也未必有足夠的經濟能力可以聘請外籍看護**。

人口結構崩塌的問題宛如大地震後的海嘯般衝擊著台灣社會，截至2016年的現在，仍然看不見任何得以扭轉人口結構少子化與高齡化的具體改善方向。

需要照護的老年人愈來愈多，能夠創造經濟價值的年輕人口數量卻愈來愈少，人口結構失衡，學校因為招募不到足額的學生而倒閉，社會上到處都缺工，社會生產力崩跌、內需市場崩盤、國家稅收減少，總體國力如溜滑梯般地下滑。

面對這般困境，政府如果無法透過合理的制度來強化老後照護的社會安全網，提振國家青壯年人口的生產力，並降低青壯年人口花費在照護老年人的時間與花費，台灣的未來，真的要面臨「又老、又少、又窮的窘境」。

2.寧可不要「床」命百歲

根據內政部統計，2014年國人的平均壽命為79.84歲，女性為83.19歲、男性76.72歲。若以65歲從職場退休來估計，每個人平均擁有15年的熟年時光。

如果熟年期的生活要過得舒適，就必須從40歲開始規劃，儲蓄熟年生活所需的老本、老友、住宅環境和身心靈健康。**熟年生活最重要的是身體健康**，如果活到長命百歲，卻只能臥病在床，未免令人感到遺憾。

● 台灣老人平均臥床7.3年，獨老自殺問題嚴重

伊甸基金會的執行長黃琢嵩，曾經說過：「台灣的老人照護醫療系統有『過度醫療化』現象，缺乏人性化照護模式，很多人沒有選擇照護方式的權利。例如，老人沒有選擇三餐要吃什麼的權利，都是照護單位煮什麼就吃什麼。」

根據統計，台灣的老年人平均臥床時間高達7.3年，接受醫療照護

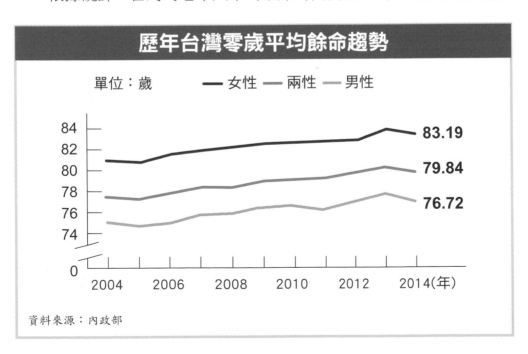

歷年台灣零歲平均餘命趨勢

單位：歲　　—女性　—兩性　—男性

83.19
79.84
76.72

2004　2006　2008　2010　2012　2014(年)

資料來源：內政部

系統24小時照顧的時間平均高達15年（歐美國家卻只有3年），也就是說，「呆」在醫療照護機構中的老年人，有一半的時間都是臥病在床。而台灣有這麼多老年人都長時間臥病在床並非是身體不健康的關係，究其原因是**台灣目前的照護體系乃以醫療型的照護機構為主，照護方式過於醫療化，老年人一旦因病臥床，或是因故被送到安養機構接受照護，就很難脫離「病床」的制約。**

● 普世推動在地老化、生活自理，目標「幸福終老」

並非所有國家的制度都是如此照護老人。

以推動長照超過五十年的**瑞典**為例，其是以「**在地老化（aging in place）**」為核心目標，不鼓勵另設護理之家，而是發展多元庇護居住政策，由地方政府提供長期照護機構，提供完善的照護管理，提供更合適長者的照護服務，並促使不同類型的照護機構彼此間協調合作。

德國則是以居家照護、預防保健和復健服務為優先，以讓老年人能自理生活為主要的照護目標。

維持熟年生活如常運作，非不得已不入住醫療機構或使用醫療型照護，堅持在地老化，是世界各國發展老後照護的核心原

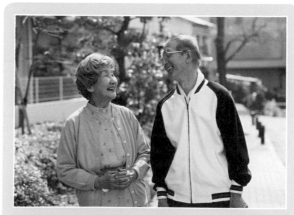

▲ 熟年生活能如常運作，獨立自理是健康老化的目標。

則。如此除了可節省照護的經費支出之外，最主要的目的是不讓老年人脫離社會生活。

■鼓勵社會參與，降低老年憂鬱症與老人自殺率

不讓老年人全面退出社會角色，鼓勵老年人積極參與社會生活，保持身體健康、追求自我實踐，可以幫助老年人維持較高的生活滿意度，同時也能保持其身心靈的健康，更有助於降低老年憂鬱症與老人自殺問題的發生機率。

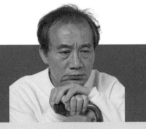

關懷老人
他們可能生病了

異常狀況	要注意
不想出門、不想動、食慾不佳	可能是老人憂鬱症，失去活力
遇到熟人不打招呼、發呆失神	沒有活力且恐引發失智傾向
容易為小事發脾氣	憂鬱症不治療，較難承擔壓力
身體狀況長期不佳，不願積極配合吃藥	身心交互影響，失去生命鬥志
計畫或準備可協助自殺的工具，如木碳、繩索等	老人自殺多先有計畫，不是瞬間有自殺念頭
有精神疾病症狀	恐引發自殺念頭

資料來源：《聯合報》（2011年7月5日）製表：劉惠敏

　　根據我國內政部的統計，台灣65歲以上人口的自殺率有逐年攀升的現象。究其原因，可能是因為久病厭世、老年憂鬱，或者是面對老年期的各種失落感，如沒了老友或老伴、自覺活著無用、社會角色功能下降、社會地位下降、健康衰退、覺得自己活著給家人子女添麻煩等因素，而萌生自殺的念頭。

　　老年人的自殺方式未必是激烈地直接自殺，有一部分老人是採取拒絕進食或拒絕服藥等間接方式來提早結束生命，尤其是**久病厭世、需要他人照護的老年人，或者是需要照顧卻無人照顧的獨居老人等都是老年自殺的高危險群。**

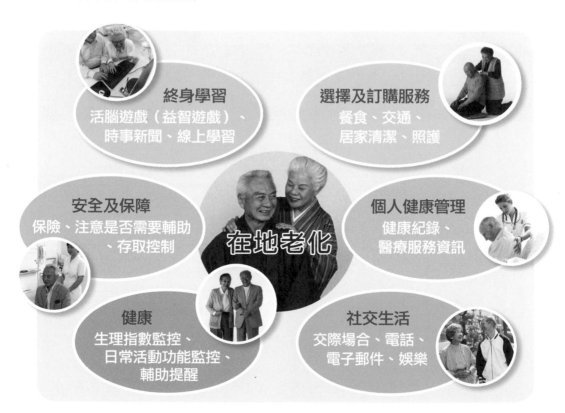

終身學習
活腦遊戲（益智遊戲）、
時事新聞、線上學習

選擇及訂購服務
餐食、交通、
居家清潔、照護

安全及保障
保險、注意是否需要輔助
、存取控制

個人健康管理
健康紀錄、
醫療服務資訊

在地老化

健康
生理指數監控、
日常活動功能監控、
輔助提醒

社交生活
交際場合、電話、
電子郵件、娛樂

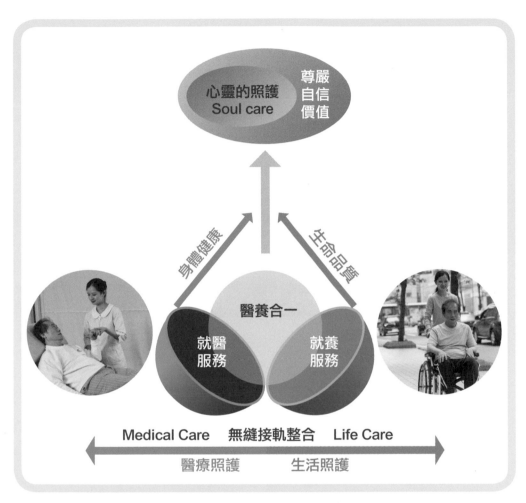

老年自殺問題可以透過「在地老化」的推動來緩解，捨棄過往醫療主義掛帥的觀點，依循《身心障礙者權利公約》（The Convention on the Rights of Persons with Disabilities）所主張的環境、資源觀點來看待高齡人口的照護問題，不要將高齡人口視為需要幫助與治療的病體，而是從人與環境間的友善互動出發，視高齡人口為社會必要的資源，改變老年人的社會角色，落實在地老化，甚至進一步正視老年人的社會貢獻，就能完全扭轉老後生活的型態。

為此，台灣社會必須更積極而加緊腳步建立老年生活支援系統，協助落實在地老化（Aging in place）。

目前，台灣定義法定退休年齡65歲開始進入老年期，若能透過衛教與生活照護支援系統等方式，提升國人的健康狀態，將老年人口的定義往後延5至10歲，亦即70歲才開始進入老年期的話，老年人可以繼續貢獻所長、參與社會事務，並減少臥床年限、孤獨老後和老年自殺問題，不但能大幅縮減社福預算，也能紓解因少子化造成的缺工問題，可謂一舉多得。

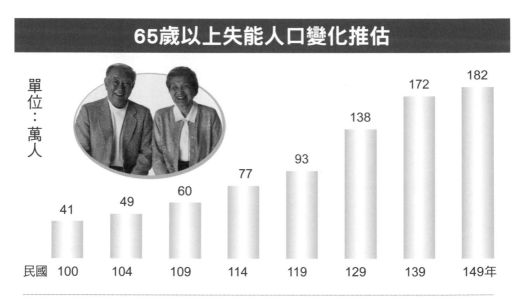

65歲以上失能人口變化推估

單位：萬人

民國	100	104	109	114	119	129	139	149年
	41	49	60	77	93	138	172	182

註①：人口數以經建會「99～149年台灣人口統計」之中推計人口數
註②：失能率為衛福部99年國民長期照護需要調查之結果
資料來源：行政院衛福部　製圖：王英嵐

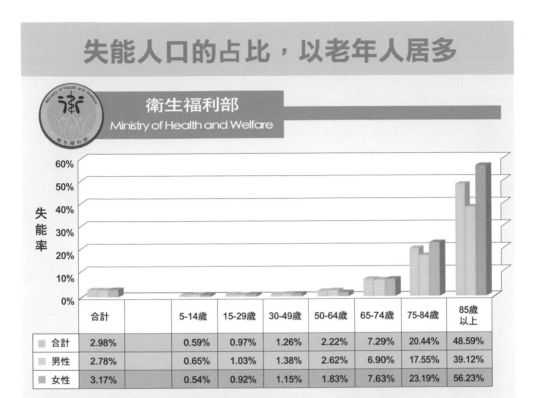

失能人口的占比，以老年人居多

衛生福利部
Ministry of Health and Welfare

	合計	5-14歲	15-29歲	30-49歲	50-64歲	65-74歲	75-84歲	85歲以上
■ 合計	2.98%	0.59%	0.97%	1.26%	2.22%	7.29%	20.44%	48.59%
■ 男性	2.78%	0.65%	1.03%	1.38%	2.62%	6.90%	17.55%	39.12%
■ 女性	3.17%	0.54%	0.92%	1.15%	1.83%	7.63%	23.19%	56.23%

資料來源：99年衛生福利部國民長期照護需要調查第一階段

註：失能率失能定義為下這任一狀況視為失能：（1）僅IADLs障礙為ADLs分數＞70分，且8項IADLs中5項以上無能力狀行；（2）僅認知功能障礙為IADLs分數＞70分，且SPMSQ答錯6題以上；（3）IADLs及認知功能的障礙為IADLs分數＞70分，且8項IADLs中5項以上無能力執行，且SPMSQ答錯6題以上；（4）ADLs分數51~70分；（5）ADLs分數31~50分；（6）ADLs分數0~30分。5至14歲兒童因年紀太小，IADLs及認知功能不列入障礙。

3.不可不知的失能照護知識

何謂失能？失能與高齡化關係？失能有協助管道嗎？

進入高齡化社會，一定要認識「失能」一詞。簡單來說，「失能」就是身體功能出現狀況，生活無法自理，需要引入外力照護。

29

　　失能未必只會出現在高齡者身上，病人、身障人士均隸屬此一範疇，只不過失能在高齡者身上更常見，且會隨著老年人口比例增加而成長。根據衛福部的統計，台灣高齡人口的失能比重約莫1/6，且年紀愈大，發生率愈高。義大利有學者研究發現，**老年人的健康狀況與死亡風險受失能影響程度高於疾病**，失能者的死亡風險較高於一般人。

　　根據衛福部調查，2015年全台失能人口數達75.4萬人，其中48.73萬人是65歲以上的高齡人口，占比遠高於非高齡群體。根據預估，2020年時65歲以上失能口將迅速攀升到60萬人，五年內成長20%，威力不容小覷。

　　台灣面對即將到來的老化社會，可預見的是高齡失能人口的增加。對此，我們不能心存僥倖，以為自己不會那麼倒楣，遇上失能與

 ## 家有失能人口，莫忘尋求政府支援

　　面對超高齡社會到來，居家護理知識、照護輔具的使用，以及相關醫療資源與政府補助申請的管道都是應該自我更新的新常識。

　　家中如有**以下狀況的人都可以透過手機（市話）撥打1966長照服務專線**，或向各縣市政府設置的長期照顧管理中心申請照顧服務與居家護理。按照失能者家庭的經濟狀況，政府將提供不同額度的金額補助。

- 65歲以上獨居老人、衰弱老人。
- 失能者（領有身心障礙證明或手冊的失能者）。
- 50歲以上失智者。
- 另家庭照顧者，也是長照服務的對象哦！（可撥打家庭照顧者專線：0800-507-272尋求支援）。

照護的問題，反之，應該導入失能預防策略，從活化腦力、延緩老化、預防失智等著手，如從中年就開始強化腦力活化的訓練、預防失智、做好口腔機能（咀嚼、吞嚥、發聲）保健、增加肌肉量、做好預防跌倒訓練、飲食攝取重視營養均衡、努力維持身體健康與活力，以及維持良好的社交活動，避免自我限縮。

1.身體照護	2.心理照護

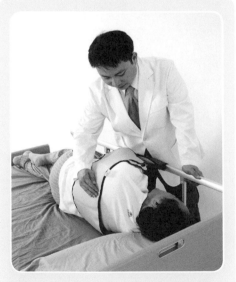

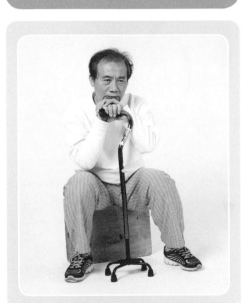

包括：照護生活起居，維持身體健康及延續生命，例如：餵食、清理大小便、翻身、拍背、洗澡、按摩、擦藥、包紮、按時餵藥等居家護理清潔工作。

包括：老後生活適應不良、自我封閉、與社會脫節、不與鄰里親朋往來、無法成功再社會化等老後心理調適問題的解決。老人需要的心理支持和情緒依賴，遠比青壯年人高。

3.家事照護

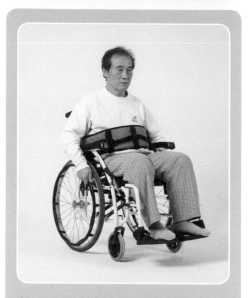

舉凡洗碗、煮飯、打掃廚房或庭院、代辦購物、陪同就醫、信件書寫、代辦社會補助、電話代撥、水電與電話費用代繳等日常生活起居庶務都囊括其中。這些日常庶務雖然都很簡單，老年人卻難以獨自完成，需有專人協助，否則生活將出現困難，特別是失能、失智或行動不便、記憶力衰退的老人。

4.間接的社會關懷照護

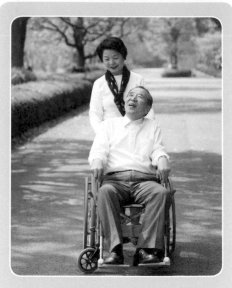

包括：親友、鄰居及社會人士的關懷，例如：撥一些時間給老人家，陪伴他們吃飯、說說話、出去走走散心，讓老人覺得自己仍被看重與需要。

4.台灣的照護現狀

　　老人的健康照護大致上可分為身體照護、心理照護、家事照護及間接的社會關懷照護等四大方向。

　　社會變遷導致家庭組成模式的改變，以往的大家庭轉變為小家庭、丈夫單獨工作即可養家轉變為夫妻都需要外出工作的雙薪家庭，再加上子女生育數量銳減、家戶人口數下滑等因素的影響，照護失能者對於家庭的人力配置和經濟負擔影響重大。

　　經濟能力能負擔的家庭，大多聘僱外籍看護協助照料失能者，根據統計，全台大約有20萬名左右的外籍人士從事看護工作，是國人高度仰賴的照護人力。若由家屬自行照顧，主要以被照護者的配偶、媳婦與兒女為主。多數家庭礙於傳統孝道觀念的壓力，除非萬不得已，才會將失能人口送往醫療機構或照護單位安置。

　　然而，以身體照護來說，就連受過專業訓練的照護工作者，都因「受傷」問題而困擾，更別說是不熟悉照護技巧的外行人。**長期照護對家屬造成的身心壓力極大，更嚴重影響原本家庭的其他功能，是台灣社會未來的重大隱憂。**

　　唯有趁早將失能人口照護納入社會福利制度與產業規劃中，透過國家政策的介入、輔導，達到提升照護品質、減輕照護者經濟支出與身心壓力、推動照護產業的發展。

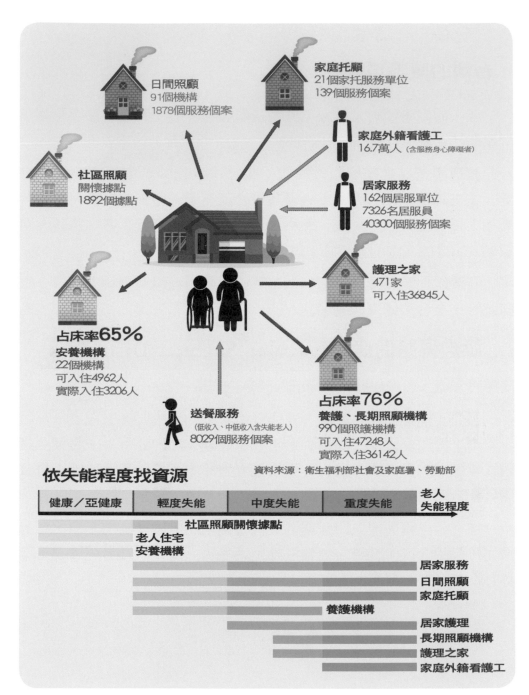

日間照顧
91個機構
1878個服務個案

家庭托顧
21個家托服務單位
139個服務個案

家庭外籍看護工
16.7萬人（含服務身心障礙者）

社區照顧
關懷據點
1892個據點

居家服務
162個居服單位
7326名居服員
40300個服務個案

護理之家
471家
可入住36845人

占床率**65%**
安養機構
22個機構
可入住4962人
實際入住3206人

送餐服務
（低收入、中低收入含失能老人）
8029個服務個案

占床率**76%**
養護、長期照顧機構
990個照護機構
可入住47248人
實際入住36142人

資料來源：衛生福利部社會及家庭署、勞動部

依失能程度找資源

健康／亞健康	輕度失能	中度失能	重度失能	老人失能程度

社區照顧關懷據點
老人住宅
安養機構

居家服務
日間照顧
家庭托顧
養護機構
居家護理
長期照顧機構
護理之家
家庭外籍看護工

●「受傷」是專業照護者被忽視的痛

專業照護者的職業傷害是非常嚴峻，卻很少人關切的問題。根據學者研究報告指出，「護理人員是肌肉骨骼不適（musculoskeletal disorders，MSDs）盛行率最高的職業之一，且肌肉骨骼傷害（musculoskeletal injuries，MSIs）是護理人員最常發生的職業傷害，亦是造成護理人力流失並影響照護品質」。

美國職業安全健康研究所（NIOSH）建議，護理人員搬運最大重量不應超過23公斤。根據美國資料統計，護理人員發生「肌肉骨骼不適症狀」的比率是一般人的7倍，約有20%的護理人員因MSDs而離職，在高齡化、照護人口缺乏的台灣，這個問題將會更加明顯。

肌肉骨骼傷病 (Muscular Skeletal Disorders)

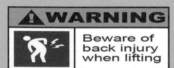

最常見的職業傷病 MSD

急性傷害：外傷而引起，比如拉傷、扭挫傷甚至於骨折。

慢性傷害：工作中長期暴露在一些設計不良的工作環、工具、流程、或者姿勢下會讓肌肉、骨骼、及神經系統受到細微的傷害，長久下來，便可能累積成疾。

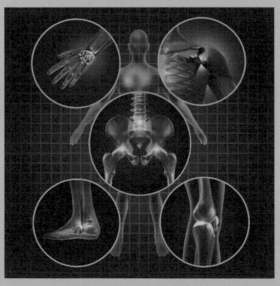

根據協會四年來的經驗，如欲吸引更多人力投入，唯有機構經營者更重視照護者的勞動安全、提升工作環境品質、降低工作負擔，並且提高工作者的社會地位，才有可能解決照護人力不足的困境。

　　MSDs是彎腰施力、抓握、扭轉、過度用力、重複動作，而導致扭傷、拉傷、撕裂傷、背痛、其他部位疼痛、腕隧道症候群，或肌肉系統和結締組織的疾病，是專業照護人員最常見的職業傷害。MSDs的成因，除急性外傷外，多因重複性動作（repetition）、負荷過重（overexertion）、長期姿勢不良（awkward posture）之慢性累積所致。

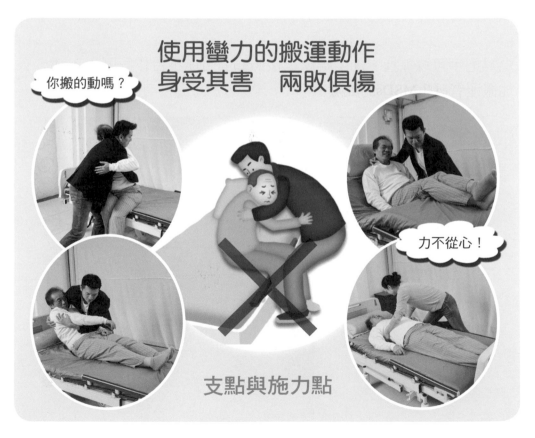

國外護理人員MSDs（任一部位或以上）盛行率之研究顯示，各國年盛行率約為72～90％，盛行率最高之部位皆為下背、肩、頸。**國內護理人員整體MSDs盛行率約為60～90％**，盛行率最高的身體部位是**下背部、肩部及頸部**，並且護理人員的工作年資愈長，頸部、左肩、下背、右手腕的MSDs的危險性愈高。

由於照護工作需要，護理人員會對被照護者執行各種轉移位活動，如床上移動、協助坐起、起身站立等動作。雖然協助被照顧者轉移位的方式不同，對身體的負荷也有所不同。舉例來說，一般若徒手抬舉25公斤之物品達15次以上時，即為高受傷風險動作；若是搬運對象是人而非物品時，因為人比物品的重心更不穩定、體積相對龐大，也無把手可以抓握，加上臨床上被照顧者可能不合作等因素，都會增加搬運者發生MSDs的風險。

研究發現，徒手操作對身體的負荷大於「美國職業安全健康局」建議之安全值，即使兩人共同執行也一樣。由於缺少適當的轉移位輔具，超過八成的護理人員都在協助被照顧者轉移位時受過傷。然而，曾經有研究指出，接受過轉移位輔具訓練或經常使用轉移位輔具的護理人員發生下背痛的風險較低。由此可見，**善用輔具即能降低身體的負荷並達到安全範圍**。

過去30年來，美國雖然持續強調徒手協助被照顧者轉移位時人體工學之重要性，但是護理人員受傷人數還是持續不斷地增加。究其最根本的原因，是徒手協助被照顧者轉移位對護理人員身體造成的壓力超出了人體的負荷程度。

有學者提出一套搬運算式，建議在理想情況下，每人最大抬舉重量為23公斤（適用於所有男性與75％的女性），但是，一般被照顧

者的重量通常超出此上限。若以生物力學方式檢測搬運物品對下背部脊椎（第五節腰椎／第一節薦椎）的壓迫力量，學者建議的安全值為3400牛頓、最大限度為6400牛頓，但徒手協助被照顧者轉移位，對護理人員第五節腰椎／第一節薦椎的壓迫力量遠超出安全值甚多，最大尖峰值甚至超過10000牛頓，是安全值的三倍，即便兩人共同搬運也還是超過安全值甚多。

　　遺憾的是，國內的專業照護工作仍以徒手協助被照顧者轉移位為主要的工作方式，因此造成專業照護者身體所累積的「傷害」問題。

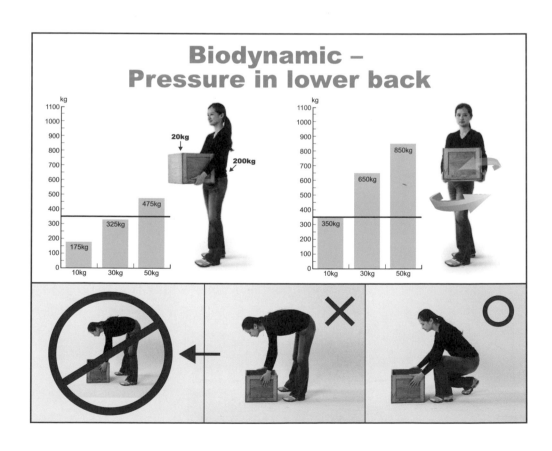

■ 高折損率＋低留任率＝缺乏照護人力

由於照護工作容易導致照護人員的職業傷害，加上薪資、福利與勞動條件不佳，最後的結果就是人力短缺。即便專業學校機構每年培訓出來的專業護理科系人數高達1.6萬人，通過國家考試的合格護理人員也有6400人，但願意投入職場的合格護理人力卻僅有3800人，執業率已經偏低，遑論執業數年後因職業傷害或薪資、福利與工作條件而選擇離開者。

執業率低、留任率低、折損率高，是國內專業照護人手長期缺乏的關鍵所在。衛福部表示，台灣長照所需之照護人力短缺至少三、四萬人。根據勞動部調查從事照顧服務工作之人口特性，主要以45至64歲的女性為主，有意願投入照顧服務工作的勞動力仍多為中高齡或二度就業人口，雖說透過職業訓練體系培訓仍可應付，卻難以保證照護人力的品質與被照護者的舒適，這些問題都是台灣社會未來的隱憂。

根據協會的經驗，如欲吸引更多人力投入，唯有更重視照護者的勞動安全、提升工作環境品質、降低工作負擔，並提高工作者的社會地位，才可能解決照護人力不足的困境。

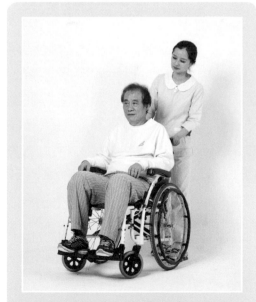

▲ 人力不足，不僅會增加照護者負擔，相對也會提升被照護者受傷的風險。

● 照顧者靠外籍看護就好？若沒有了怎麼辦？

目前台灣的居家照護高度仰賴外籍看護，大約有20萬名外籍移工在台從事看護工作。眼前看來，外籍看護費用合理，又能全天候提供服務，似乎不失為權宜之計。

然而，外籍看護畢竟仰賴國外輸出人力，若是移工輸出國的政策或經濟狀況改變，不再大量輸出勞力，對台灣的照護市場將是嚴重的衝擊。

印尼政府即曾多次表示，如果台灣不改善印尼籍外籍移工在台灣的工作條件（提升工資、限定工時及提供宿舍），將於2017年起停止對台輸出家庭幫傭。台灣的外籍看護有八成來自印尼，一旦停止移工入台，那麼國內的家庭照護人力需求將出現龐大缺口。

另外，不要以為家裡已經聘請外籍看護幫忙照料，就萬事無慮，因為外籍看護的專業照護能力訓練不足，況且並非所有的雇主都有提供減緩照護傷害的輔具，再加上長期照護工作所造成的職業傷害問題，如果是雇主不了解問題的癥結點或者是無法解決照顧被照護者所衍生出來的問題，外籍看護即有可能因為恐慌、不適而逃跑、離開。

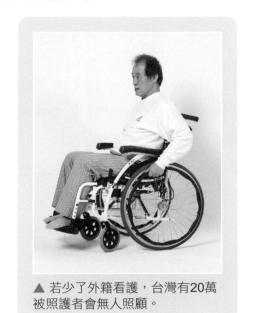

▲ 若少了外籍看護，台灣有20萬被照護者會無人照顧。

5.歐美國家的高齡照護規劃現況

　　瑞典自1960年代開始，即已將老人照顧服務納入國家福利的政策中，並於1982年制定社會服務法、1983年制定健康及醫療照護法，歷經50年以上的政策實行，淬鍊出以「在地老化」為老人照顧政策目標，不鼓勵另設護理之家，改以發展多元庇護居住取而代之。在瑞典，很少有老人使用醫療機構式的居住服務，大多是住在適合老人照護的新型態住宅中，且地方政府必須保證居住在庇護住宅中的老人獲得居家照護專業團隊宅配到府的服務。

　　德國從1977年開始即倡導將長期照護納入疾病保險給付範圍，並在1992年提出長期照護保險方案，1994年正式立法通過，是健康保險、意外保險、年金保險及失業保險之外的第五種社會保險，於1995年1月1日起開始實施。

瑞典老人照顧措施的方案

1 機構式服務與庇護住宅服務

以地方性、小型的護理之家、庇護住宅與集體住宅等住宅服務為主，少數為醫院附設。

2 居家社區式照護服務

90%的老人住在社區一般住宅中，由地方自治區提供居家照護、日間照護、居家環境改善、輔具等技術性協助。

德國的長期照護政策方案以預防保健、復健服務和居家照護為核心價值，提供全方位的居家照護，讓需要照護者可以長時間留在住家環境，避免送往醫療安養機構。其長期照護管理方案主要在援助被照護者自律生活，減少接受他人照護的需要。核心精神和瑞典的在地老化大致相同，都是盡可能安排居家照護或協助自理生活，避免入住醫療安養機構，預防臥床日期拉長。

日本在第二次世界大戰後，因社會經濟高發展，社會福利理念隨之興起，遂於1949年制定殘障福利法，1950年制定新公共救助法，1954年制定私人企業員工退休年金保險計畫等，並著手改善老人照顧環境。1960～1980年的20年間，日本在追趕西歐與北美等工業化國家的同時，也意識到國內老年人口快速增加所衍生的社會問題，並開始思考人口老化對日本社會與經濟活力所可能產生的衝擊，進而重視老化社會的福利服務，與功能障礙老人的福利措施。

日本於1990年時公布「發展老人健康與福利服務十年黃金計畫」，徵收消費稅以支付發展老人健康福利服務所需經費，並修訂老人福利法、健康與醫療服務法及其他相關法規，改造衛生與福利行政體系，將照顧老人的責任下放到基層政府，由地方政府承擔所有老人健康與福利服務的責任，包含發展長期機構服務，以及預防、健康促進與娛樂服務等。

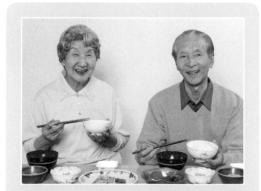

▲ 日本是當前高齡化最明顯的國家，政府的長照服務政策，也被台灣廣泛地參考與討論。

　　1990年代公布的這項十年黃金計畫具體列出老人照顧服務發展目標，包含居家服務員、日間照護中心、短期臨托（少於7天的照顧）、居家護理師、長期機構服務及照顧工作者等，並發展24小時的居家照護、改善護理之家品質、加強家庭醫師制度、送餐服務、社區復健、失智老人複合之家、使用志願組織與私人營利服務、無障礙環境改善及庇護住宅的發展等服務。

　　日本政府積極整合健康與福利服務、居家／社區與機構照護，建立長壽且有福利的社會，使人們能享有健康且積極的生命力（日本目前長期照護服務項目詳見下頁）。

●超高齡世代需要更安全、有效率的照護方式

　　面對台灣即將到來的高齡化與少子化浪潮，還有長期經濟停滯、專業照護人力缺乏等問題，國人必須認真思考更有效率且安全的超高齡世代照護方案；過度仰賴外籍看護、徒手搬運被照顧者與醫療機構化的照護模式，必須有所改變。

　　正所謂「預防勝於治療」，面對老年期的失能問題，應該提早規劃因應對策。如果家裡有失能者，出現照護需求時，應導入適切的輔具，並將居家環境全面改造為無障礙空間，為被照顧者的居家生活能增添便利性。如果等到照護的家人自己也變成病人，那就為時已晚。

　　透過導入社區與社會的力量，打造長者的再社會化與社會生活支持系統，同時建構一套能協助長者自理生活，甚至是由（初）老人照顧（中／老）老人的在地老化生活方式、協助有失能者的家庭，不再讓照顧者獨自承擔沉重的照護壓力，減少家庭與社會的成本支出，也讓更多需要照護的長輩活得更健康與安全。

服務項目

居家照護服務	照護服務 ※需照護1~5	1.家庭訪視服務：訪視照護、訪視沐浴（泡澡）、訪視護理、訪視復健 2.當天來回照護服務：日間照護、日間復健 3.短期入居機構照護 4.輔具租借及購買、住宅改建 5.自費老人之家等生活照護 6.擬定照護計畫
	預防照護服務 ※需支援1、2	1.家庭訪視服務：預防照護型訪視照護、預防照護型訪視沐浴（泡澡）、預防型訪視護理、預防照護型訪視復健 2.當天來回照護服務：預防型日間照護、預防型日間復健 3.短期入居機構照護 4.輔具租借及購買、住宅改造 5.自費老人之家等生活照護 6.擬定照護計畫
社區緊密型服務	※需支援1、2與 急需照護1~5皆可利用	1.夜間型訪視照護 2.失智症日間照護 3.小規模多功能型居家照護 4.失智症團體家屋 5.小規模自費老人之家（生活照護） 6.小規模老人特別養護之家（生活照護）
機構照護服務	需支援者不能利用	1.老人福利機構（老人特別養護之家） 2.老人保健設施（強化復健） 3.療養型醫療機構（慢性病床等）

資料來源：日本介護保險與台灣長照保險的比較。徐瑜璟、邱采昀、周美伶〈台灣老年學論壇〉。

追求高齡友善、
健康無負擔的老後生活

- 中年以後的身心靈健康規劃
- 活力老化、預防跌倒的友善環境

中年以後的身心靈健康規劃

1.中年以後的身心發展及常見問題

　　體型變化、感官功能退化、生理系統變化、記憶障礙、體力、面臨人生終點站等，人類的身體狀態過了30歲之後，就開始緩步走下坡。

　　直到20世紀初期，人類的平均餘命不過40歲上下，四千年前的人類，平均餘命更只有18歲。人類是一直到醫療科技發達後，延命技巧提升，平均餘命才大幅提升到70歲以上。

　　然而，人類壽命的大幅延長，並不代表體能與健康狀況也能保持良好。從演化生理學的角度來看，人類的生理狀況在25～30歲達到顛峰後，就一路緩步下滑。

◎生理上的變化

　　進入中年期之後，老花上身、聽覺衰退、皮膚失去光澤、反應變慢、掉髮、記憶力變差、新陳代謝變慢、性慾衰退、精子數減少、內分泌與荷爾蒙改變、心臟以極為緩慢的速度逐漸擴大、吸收氧氣的份量也逐年減低、肺活量降低、腦細胞數目減少或受損壞死、腎臟排泄血液雜質功能降低、膀胱容量下降（**頻尿**），還有體脂肪囤積，體重開始直線上升，血管逐漸硬化，高血壓、高血脂、糖尿病、骨質疏鬆等問題接二連三來報到，停經或更年期不適的症狀更陸續纏身。

　　就連體能和食量也大不如前，年輕時不會覺得累的活動，現在稍

微做一下，就氣喘吁吁。

從人類史的角度思考，生理的老化比我們以為的還要早降臨，從30～40歲開始，生理功能就開始出現衰退、老化症狀，只是進展的速度較緩慢，加上這個年紀正是許多人拚事業、照顧家庭的忙碌歲月，對緩步老化的徵兆毫無所悉或不以為意，直到跨過某個臨界點，才會赫然驚覺，「怎麼自己老了嗎？」

◎心理上的變化

除了生理上的變化外，進入中壯年期之後，心理上也逐漸變得守舊、固執、自私、暴躁、憤怒、偏執、疑神疑鬼、反覆無常、不願變通、不喜歡接觸新事物、保守、陰沉、消極、自怨自艾，不復年少時的開朗、活潑、積極、幽默。當然，有些人因為生命歷練與性格的調整，中壯年後反而表現得寬厚、謙虛、節制、博學、幽默、和藹可親、溫厚練達，並不一定會往負面、消極的方向發展。

美國社會心理學家艾瑞克森（Eric H. Erickson）說：「老年人會持續在追求和諧生活的完整性（尊嚴）與不和諧的絕望心態（恐懼）兩者間擺盪。」只要記得，反應變慢、記憶力變差、口齒不清、動作緩慢等症狀的發生，並不是自己變笨，而是身體衰退老化的自然現象，不要再以年輕時期的標準來看待自己，要認清身體的侷限性，願意服從老化的自然定律，抱持感恩之心，逐步微調，接受現在以及未來只會不斷衰老的自己，肯定、接受當下自己存在的狀態，不被外界事件刺激而影響，多多結交朋友、維持良好的社交生活，培養老後生活的新社會角色，取代青壯年時期的社會角色，讓自己繼續待在社會上貢獻一己之力，實踐「活到老、學到老」的理念，培養正向積極的生

活態度，以智慧取代體能、以社交取代兩性關係、以善念變通取代固執，自然能避免老後病痛纏身的困境，創造幸福快樂的人生。

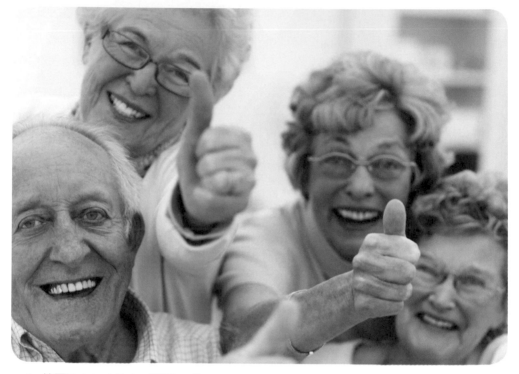

▲ 美國Satchel Paige說過：「Age is a question of mind over matter, if you don't mind, it doesn't matter.」（年齡是心態問題，如果你不介意，那就沒問題。）

◎禁忌話題：死亡

另一件影響熟年生活的大事，是許多人的禁忌話題：死亡。

雖然理智上我們都知道每個人終將會面對死亡的時刻，但實際上有不少人拒絕談論死亡，並將其視為禁忌，一碰觸就爆發不滿情緒，或是陷入自我失控的悲傷情緒。

人之所以害怕死亡，主要是一種深層的分離焦慮作祟，不希望和所愛之人或習以為常的世界分開。其次，是恐懼臨終狀態的不圓滿，害怕自己得孤獨老死在家中無人聞問，害怕臨終之前得承受許多生理病痛或心理折磨，更不希望自己的臨終狀態成為拖累子女、家人、配偶的傷心事。

不過，每個人都得獨自面對死亡，也都得試著調適，直到找到自己可以接受死亡的態度（譬如有很多人在中年以後轉向宗教信仰，探索死後的世界）。**開始接受死亡，放下對死亡的恐懼與焦慮，與死亡建立一種和平共存的態度為止，才算完成面對臨終問題。**

其實，最好是及早規劃臨終大小事，像是**預立遺囑，自主決定臨終與喪葬禮的模式，**可以透過朋友或家人討論，找出讓自己和家人最感到焦慮不安的癥結點，預先思考對策（例如：不想臨終前承受病痛折磨者可以考慮簽署DNR），一點一滴地收拾解決，將不安的焦慮降到最低，做好萬全準備，面對人生的最後一站。

※DNR(預立選擇安寧緩和醫療意願書)：根據安寧緩和醫療條例，人人有權預立選擇安寧緩和醫療意願或預立選擇臨終拒絕心肺復甦術。

2.追求健康無負擔的老後生活

◎大家追求的夢想──成功老化（positive aging）

　　40歲是人生的轉折點，也是人能否順利轉入熟年生活模式、成功老化的關鍵時期。熟年人生想要過得快樂充實，從40歲開始就要認真思考與規劃，不要讓自己的生活行程只有工作或孩子，多留點時間給自己和另一半，兩個人一起商討、規劃老後生活的藍圖。

　　40～50歲的10年間，工作和生活選擇、財富的分配與累積，以及對自己的身體和心理是否用心照顧，均大大影響了老後的生活佈局。

　　千萬不要等到40歲，還繼續讓自己過著因循守舊的僵化生活，更不要只顧著忙工作和照顧子女，記得要為自己安排固定的時間運動、經營老後所需的各種人際關係、為熟年期生活做好財務規劃與投資（包括醫療險、壽險、儲蓄等，維持收入大於支出的生活模式，不要亂借錢給別人，不要胡亂投資自己不了解的東西，繳清貸款、不碰高

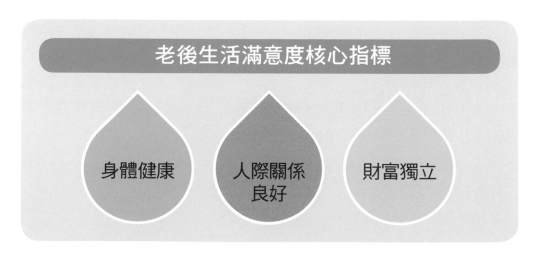

老後生活滿意度核心指標

身體健康　　人際關係良好　　財富獨立

風險金融商品），為自己的老後生活能夠獨立而不需仰賴他人做出完整的規劃。

身體健康、財富獨立與良好的人際關係，是維持老後生活滿意度的核心指標，不可或缺。邁入高齡化社會的台灣，若要協助中老年人成功老化，得齊心打造兼顧三H（健康、人權、人性）和四指標（管理政策、照護流程、溝通與服務、物理環境）的高齡友善的照護環境，成為國人老後生活的後勤支援系統。

我國目前積極打造高齡友善健康照護社會

從民國99年起，國民健康署即積極推動「高齡友善健康照護機構」認證，希望透過醫療保健服務的完善化，提升長者的身心健康狀態。透過在管理政策、溝通與服務、照護流程與物理環境等面向的軟硬體服務設計，給予長者有尊嚴、重人性與健康的照護服務，讓長者在心理上和實際行動上不覺得有任何生活或就醫的障礙，創造符合長者需求的健康照護環境，縮短失能時間，提升個人生命的尊嚴與價值。

截至民國104年年底，台灣已有206家醫療院所與照護機構獲得認證，成為「高齡友善健康照護認證機構」，朝高齡友善照護環境邁進了一大步。

目前，通過高齡友善健康照護機構認證的醫院，有許多體貼長者的創新服務，如建置「門診藥歷整合資訊系統」，整合高齡者在醫院的各項檢查與用藥資料，讓醫生可以更全面性地掌握高齡患者的情況，開藥

時避免浪費與重複,也可以減少高齡患者的就診時間。

另外一項友善服務則與輪椅有關。部分醫院推出「推輪椅訓練認證」,訓練醫護人員推輪椅的方式,務必讓高齡者與患者在院期間能感到舒適、關懷與尊重,不覺得自己是病人。

雖然高齡友善健康照護在台灣的發展不過短短三年,但在兼顧三H與四指標政策的推動之下,普遍獲得全台各醫療院所與照護機構的積極迴響與支持,相信假以時日,高齡友善健康照護的觀念可以從醫療院所擴展到全社會,以兼顧三H、四指標的高齡友善健康照護指標,配合通用設計精神,打造無障礙環境,重整社會敬老制度,創造讓長者能夠安全、舒適、有尊嚴、永續健康生活的環境,讓全台灣的長者都能在外在環境的協助下成功老化,形成一個對長者友善且尊重的高齡化社會。

打造高齡友善照護環境必須兼顧三H和四指標

健康

四指標
管理政策
照護流程
溝通與服務
物理環境

人性

老人

◎養兒防老？還是養老防兒？家有一老，真如有一寶？還是得自保？

放下養兒防老的觀念，是迎接少子化與高齡化風暴的未來台灣最好的熟年生活態度。

面對未來社會光景，子女們自食其力已經是非常萬幸，恐怕無法期待子女放下工作照顧自己。不同於以往，今時少子化的社會，也沒有一大群兄弟姊妹可以輪流照顧家中的長輩，若還是以傳統的孝道觀念強求孩子非得照顧自己，只造成更大的家庭壓力。

接受家庭照顧人手不足，將來有一天自己可能得住進安養院或機構療養院的事實並沒有那麼可怕，與其讓自己的高齡長壽與需要照護成為拖垮家庭生活和樂的兇手，你我不如自己做好萬全規劃，並且要有獨立處理自己老後生活的體悟。

學者研究發現，膝下無子女的長者並不是沒有照顧自己老年生活的替代方案，**手足之間或老友們互相照顧都是很好的方式，再不然，向專業安養護機構尋求協助也是不錯的方法。**

想要成為家中的老寶貝，請將當家作主的權柄轉移給子女，當孩子有問題或受挫、跌倒，而來向你尋求協助時，再適度地給予建議就好。如果凡事過問，以為自己還是家庭生活的焦點，凡事都要子女俯首聽命，只怕會引來更大的反彈。

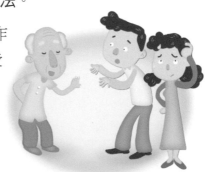

▲ 創造健康快樂的老年生活要懂得放鬆、放下、放慢。

3.預防身心功能下降的生活管理

　　延緩老化、預防身心功能下降的最好方法，就是做好老後生活管理，包括：均衡飲食攝取不偏食、規律作息不混亂、運動習慣要培養，只要能確實做到這三點，延緩老化，維持身心健康絕非夢事。

◎飲食均衡

　　年紀大了之後，因為五感退化、胃口縮小，常常會食不知味，於是口味變重，容易吃得太鹹、太油；要不然就隨便吃，反正也不太餓，能吃飽就好，飲食習慣愈來愈糟糕。

　　尤其是老後獨居者，只有一個人吃，往往會因為只有一個人，開伙煮飯很麻煩，又覺得不餓，就乾脆不吃，或將剩菜、剩飯反覆加熱食用。因為怕麻煩而養成的錯誤飲食習慣，會嚴重傷害身體健康。**均衡攝取營養，是長者健康的基礎**，以下即是老年人應注意的生活及飲食重點：

● 長期營養不良，嚴重者可能導致失能、失智。熱量攝取不足，會導致虛弱、疲勞；蛋白質攝取不足，會影響身體受傷後的復原速度；缺乏葉酸及維生素B_6、B_{12}，則會造成貧血、神經與認知功能受損；鈣質和維生素D攝取不足則會造成骨質疏鬆；鹽吃太多，有高血壓風險；甜食吃太多，有糖尿病風險；水分攝取不足，容易便秘，或造成腎臟排泄負擔，影響生理機能調整。

- 相對於年輕人，老年人更應該重視營養均衡攝取，多蔬果、多喝水，少鹽、少糖、少油，每天都要吃水果、蔬菜、油脂、魚肉和奶蛋，菜色要有變化，不要每餐都吃同樣的食物。

- 多吃五穀或根莖類食物，少鹽，少吃醃漬或燒臘食物，罐頭也不宜多吃。

- 少吃肥肉或油炸物，盡量以清蒸、紅燒、滷燉、水煮、涼拌、烘烤方式煮食，減少用油量。

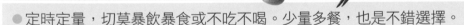

- 避免攝取精緻糖，以免容易肥胖。太胖的身軀不利活動，肥胖除了會增加疾病風險外，對老年生活不是好事。

- 調味料不妨以酸、辛香料為主。

- 定時定量，切莫暴飲暴食或不吃不喝。少量多餐，也是不錯選擇。

- 每餐吃六、七分飽最好。飯後多走動散步，有利消化吸收。

- 避免喝咖啡或濃茶等刺激性食物，以免晚上睡不著覺，且阻礙身體吸收營養。

- 睡前少喝水，避免半夜起床如廁，影響睡眠品質外，也增加跌倒的風險。若需要如廁，最好使用便盆或輔具，不要在夜間進行長距離的移動。

● 多喝牛奶或攝取乳製品，有乳糖不耐症的話，
則以豆類食品取代。

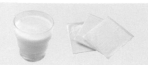

● 不要抽菸，或想辦法戒菸。

● 少量飲酒，一天不要超過兩杯啤酒的份量。

● 牙齒不好或咀嚼力下滑時，不妨多借用食物調理機磨碎過硬食物，或
好好保養口腔牙齦健康，換一副好假牙也是好方法。

● 生病更要補充營養，不要因為疲倦、憂鬱或沒胃口就甚麼都不吃。

● 不要過分仰賴藥物，生病時該吃多少藥就按處方吃，但也不要抱持沒
病強身的心態逛醫院、拿藥吃。是藥三分毒，能不吃是最好，不得已
得吃就吃該吃的份量，不要把吃藥當吃補。

　　除了注意飲食內容外，長者也應該特別注意自己體重的變化，最
好每天都記錄體重。如果體重在短時間內出現飆升或驟跌的情況時，
請務必檢視過去一週或一個月的進食或生活作息，若有異常則調整，
無異常則詢問醫生做進一步追蹤檢查。

◎規律作息

　　熟年生活的作息更需要規律，固定時間起床與就寢、午睡，最好
遵守古人「日出而作、日落而息」的規律，不要經常熬夜或變換作息
時間。

　　尤其不要因為退休後不用上班，就成天癱在沙發或床上看電視，

或是拚命滑手機、上網。不妨替自己安排白天的外出行程，每天到公園運動或散步，定期和朋友或手足出遊、聚餐、擔任志工，參加長青學苑或社區大學的課程，或是乾脆再去進修，都是不錯的選擇。

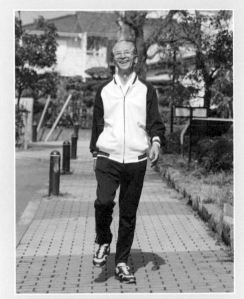

▲ 規律的作息與良好的運動習慣是活力老化的關鍵。

老年人的睡眠時間不長沒關係，但是睡眠品質要好，只要睡得飽，不一定非要睡滿幾個小時不可。如果有失眠問題，要趕快向醫生求助，盡早解決，即使只是輕微的失眠也有可能是慢性病影響生理機能、干擾睡眠，切莫輕忽了。

另外一項是務必訓練自己規律作息的就是如廁，**養成良好的如廁習慣，是老後身體健康與作息規律重要的指標**。每天定時上大號，最好是挑選家裡有人在的時間去，以免不小心跌倒時沒有人幫忙。此外，也要記得經常曬太陽，補充維生素D，既能幫助留住骨質，也可以讓心情感覺愉快。

◎運動習慣

根據研究，台灣有一半的老人運動量不足，主要是因為在青壯年時期沒有養成運動的習慣。運動可以製造體溫讓身體排汗，提升免疫力，有助心臟與循環器官的活化、強化骨骼、鍛鍊肌肉、減少血液中

的糖分與脂肪、改善憂鬱症狀、維持記憶力、預防失智，減少腦中風發生機率，還能預防腸道病變，好處多多。

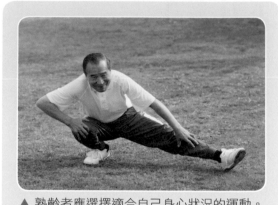

▲ 熟齡者應選擇適合自己身心狀況的運動。

因此，40歲之後，務必養成每週定時、定量運動的習慣，舉凡散步、慢跑、重量訓練、瑜珈、跳舞、太極拳等都是相當合適的運動類型。養成規律的運動習慣，身體自然就健康無負擔。

50歲之後，運動習慣要風雨無阻地維持，唯獨運動的強度應該減弱，減少從事可能造成跌倒或肌肉傷害的激烈運動，改為和緩的身體活動（如快走／散步、游泳）。即使臥病在床或暫時不方便行走，也要盡可能地活動還能動的四肢，經常多活動身體肌肉。

即使真的很懶得運動，**至少要維持每天走路30分鐘的習慣**。

不知該如何養成運動習慣的長者不妨加入附近學校、社區或公園的太極拳、土風舞或瑜珈課程，定時和老友、手足出遊，透過安排生活行程的方式，強迫自己養成活動身體的好習慣。切記只要能多多運動，身體自然少疼痛。

活力老化、預防跌倒的友善環境

1.「肌無力」是老後生活勁敵

　　30歲以後，人體肌肉組織就會以每年300公克的速度減少，減少的肌肉份量會被脂肪取代。雖然表面上，體重沒有變化，但脂肪卻不斷攀升而肌肉量不斷減少，這也是老年人體能比年輕人差的原因。

　　40歲以後，臀部肌肉會下垂，大腿肌肉開始變細，下半身逐漸失去線條，甚至變得乾癟。

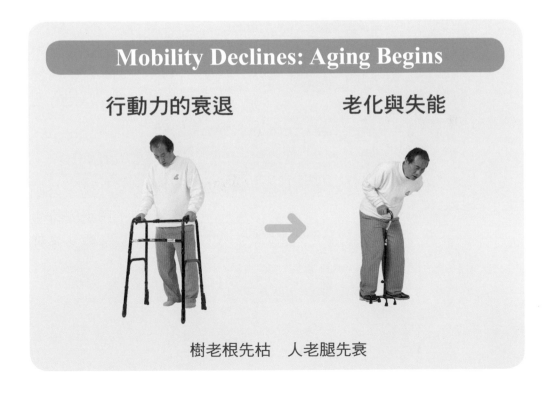

Mobility Declines: Aging Begins

行動力的衰退　　　　老化與失能

樹老根先枯　　人老腿先衰

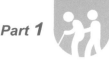

　　人體的肌肉大約有600條，其中70％在腰部以下，俗話說：「樹老根先枯、人老腿先衰」，指的就是下半身肌肉的衰退與老化。人體的最大肌肉是臀大肌，其次是大腿肌，一旦肌肉衰退，身體將會逐漸無法承受體重，便會造成腰和膝蓋的負擔，引發腰痛、膝蓋痛或腿抽筋、下肢浮腫等現象時，也就是下半身肌肉無力的徵兆，將容易引發夜間頻尿、尿不乾淨、陽痿、攝護腺肥大、生理不順、更年期障礙等病症。

行動力衰退對身心靈的影響

行動力衰退

A 失去生活自理能力

B 活動力及生活品質降低

C 加速失能與老化

D 增加罹患疾病的因子

E 生命無意義否定自我價值

F 增加社會成本及家庭負擔

◎人的老化，通常都是從腳肌退化開始

腿部肌肉無力，是老年生活最大的敵人。下肢肌肉一旦無力，行動就會變得遲緩（步行速度是檢測人的下體肌肉量衰退的指標，能走快的老人存活率高），行動一旦遲緩，人就會變得倦怠、不想活動、活動力下降、行動力衰退，從而落入「越不想動，肌肉越無力；越無力，越不想動」的惡性循環裡。

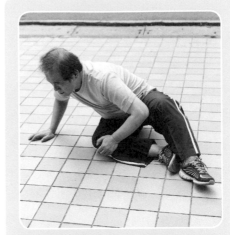

▲ 肌肉退化會從下半身開始有明顯感覺，必要時須要以手杖、輪椅輔助、防跌。

因為老年人的活動遲緩，導致生活圈縮小，人際關係不斷退縮，最後心靈也變得封閉，情緒受影響，逐步退出社交生活與社會角色，性格變得消極、頹靡，身心都受到影響之下，生活品質嚴重下滑。狀況嚴重時，甚至連居家生活的起身、如廁、盥洗、行走、坐下、吃喝拉撒都無法自理，身體加速老化與失能，從一個原本可以獨立活動的健康老人，變成日常生活起居出入都需要請看護照顧的失能者。事實上，許多老年人在退休後，每天仍然保持良好的生活作息及運動習慣，但後來也是因為跌倒而造成遺憾！

阿雪原本是一位外向活潑、愛熱鬧、喜歡交朋友的老人，她50幾歲時從職場退休下來之後，為了可以維持身體健康的老後生活，於是開始參加公園的太極拳班，一打20年，風雨無阻。除了每天維持固定

的運動習慣，保持身體健康外，也結交了不少朋友，三不五時相約去旅遊，生活得很是愜意開心。

遺憾的是，77歲時，阿雪在一次出遊時不小心跌倒，摔傷了骨盆和腳踝，雖然沒有大礙，經過治療，醫生也說恢復得差不多。可是窩居在家治療的期間，阿雪對於自己不能像過去那樣到處趴趴走，感覺很頹喪，也始終不相信自己已經康復了，雖然復健也做了，醫師也說託有良好運動習慣的福，阿雪的身體恢復得很好，但是阿雪卻蒙上了害怕再次跌倒的陰影，從此拒絕再出遠門，不跟朋友一起出去玩，甚至連打了20年的太極拳也都不打了，每天只到住家附近的公園，坐一坐就回家了，幾乎整天都窩在家裡看電視，任憑家裡的人怎麼勸她外出走動或旅遊都不聽，日復一日4年後就走了。

看完阿雪的故事之後，更可以明確了解身體失能絕對是會縮短生命的長度。

◎運動才能留住鈣質，維持肌肉力量

除了腿肌無力外，腹肌無力也會影響身體健康。曾經有加拿大學者研究發現，腹肌低落者，存活率較低。此外，人體只要不活動，骨骼的鈣質就會迅速流失。速度有多快？美國太空總署的研究報告指出，身處無重力空間的太空人，腿部骨骼鈣質流失速度約28%。後來，太空總署便要求上太空執行任務的太空人，每天都必須在太空艙內確實運動，避免骨骼鈣質流失。研究發現，每天運動的太空人在執行14天的太空運動任務後，兩週的骨骼鈣質只流失3%，遠低於沒有運動的太空人（流失28% v.s.3%）。**科學研究證實，運動能夠抑制骨骼鈣質流失、提高骨質密度，且對任何年齡層都有效。**

進入老年期之後，若要保重身體健康，最關鍵的一點，就是要**多活動**，避免腳肌無力、避免骨骼鈣質流失，導致骨骼疏鬆、預防跌倒。所謂「躺不如坐、坐不如站、站不如動一動」，老年人在家裡千萬不要懶成大型植物，無論自己住，還是與兒女同住，都可以透過做家事、打掃、整理、擦拭等動作，活動筋骨，鍛鍊肌肉，就算是看電視，也可以站起來走動走動；坐著時多做抬腿運動，或多練習站起、再坐下；躺在床上時，也盡量多活動四肢，不要身體都不動容易退化。

懶惰與偏食是老年骨骼與肌肉的兩大敵人，千萬不要因為嫌麻煩，就不出門、不活動、三餐隨便吃，如果想要老後還擁有健康的骨骼，就需要**多運動、適量曬太陽（補充維生素D）、確實補充鈣質（乳製品、豆製品）**，才能維持骨骼強健。

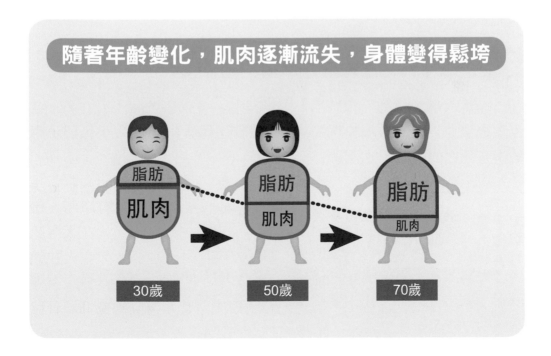

隨著年齡變化，肌肉逐漸流失，身體變得鬆垮

脂肪	脂肪	脂肪
肌肉	肌肉	肌肉
30歲	50歲	70歲

20歲與80歲的推估肌肉量及減少率

		上肢肌肉量 （公斤）	下肢肌肉量 （公斤）	軀幹肌肉量 （公斤）	全身肌肉量 （公斤）
男性	20歲時	5.5	20.7	26.1	52.3
	80歲時	4.6	14.3	24.6	43.5
	減少率（％）	16.4	30.9	5.7	16.8
女性	20歲時	3.3	14.4	18.6	36.3
	80歲時	3.2	10.3	18.8	32.3
	減少率（％）	3.0	28.5	-1.0	11.0

（資料來源：〈日本人肌肉量隨年齡增長而呈現的特徵〉，《日本老年醫學會》雜誌 Vol.47〔2010〕No.1 P.52～57）

2.「老人症候群」首要避免預防跌倒

　　老年人最怕跌倒。2011年十大死因中，事故傷害高居第六名，老人事故傷害以交通事故和跌倒為主，**跌倒是國人65五歲以上人口，事故傷害死亡的第二名**，危險性不容小覷。

　　日本厚生省統計發現，跌倒／骨折是導致老年人需要專業照護的第三名（前兩名是中風和身體衰弱），而臥病在床的老人死因，除了中風之外，骨折也是重要原因。

　　根據衛福部國民健康署在2005年所做的健康訪問調查發現，65歲以上老人自述過去一年內曾經跌倒的比例高達20.5％，跌倒後受傷的比例則有27.3％。

2007年世界衛生組織研究報告發現，70歲以上老人每年跌倒的機率上升至32～34％，且隨著年齡增加與虛弱度提升，老年人多半在嚴重跌倒受傷後，需要永久性住院，且若傷及髖關節致使骨折者，一年內死亡的比例高達20％。

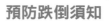

預防跌倒須知

1. 每年定期做視力、聽力檢查。
2. 若需要手扶著東西才能順利走路，就需開始使用拐杖。
3. 睡醒時不要突然的下床、蹲下或站起。
4. 晚上睡覺時，臥室與通往浴室的走道預留夜燈。
5. 鞋子應選合腳、底部防滑。

資料來源：國民健康局

◎造成老年人跌倒的原因

老年人最常跌倒的地方是浴室和臥室，最常跌倒的時間是清晨和黃昏。導致老年人跌倒受傷的原因很多，通常也都不是單一原因，可能是走路姿勢不佳、重心不穩，也可能是不適應外在環境的速度和人潮而跌倒受傷，或遭遇障礙物導致

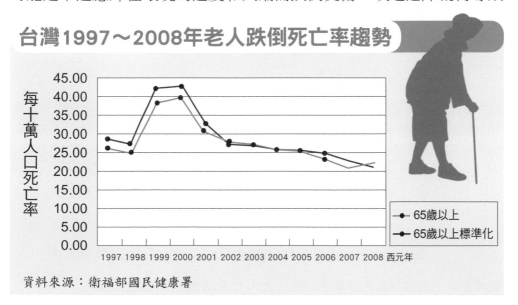

台灣1997～2008年老人跌倒死亡率趨勢

每十萬人口死亡率

→ 65歲以上
→ 65歲以上標準化

1997 1998 1999 2000 2001 2002 2003 2004 2005 2006 2007 2008 西元年

資料來源：衛福部國民健康署

絆倒、滑跤,或樓梯踩空等。

　　進入老年期後,身體機能逐漸退化,控制身體的能力不如過往,面對外在環境刺激後的反應也不如年輕時敏捷。舉例來說,年輕時在浴室裡不小心滑跤,可以馬上扶住牆壁而免於跌倒,但老年人卻可能因為重心不穩,直接摔倒在地,甚至在試圖起身時因為暈眩、失去方向感,而再次、三次甚至多次跌倒,加重受傷程度。老年人萬一跌倒時,千萬不要在重心不穩時就貿然起身,先停留在跌倒處,評估自己的受傷狀況後再行動,最好是呼叫照護者前來協助,以避免發生再次或多次跌倒。

　　常造成老年人跌倒的**生理因素**包括:①視力、聽力退化;②本體感覺,如周邊神經病變、頸部的退化性疾病、內耳前庭系統障礙(**主要為良性姿勢性暈眩症**)、感覺神經退化、各器官系統的老化或病變、心臟病、呼吸系統疾病、代謝疾病、其他器官功能障礙、老年癡呆、憂鬱症、會影響中樞神經功能的疾病(**如中風、帕金森氏症、常壓水腦病**)、關節炎、姿勢性低血壓、頭暈、目眩、低血壓,以及使用會造成四肢無力的藥物等。

老人最容易跌倒3大地點

排名	家裡	戶外
1	客廳	街道或路上
2	臥室	菜園農地
3	浴室廁所	公園或運動場

資料來源:衛福部國民健康署調查「老人自述跌倒發生地點的前3名」

其他容易造成老年人跌倒的**外在因素**還有：地毯鬆脫、地板潮濕、飲酒過量、地面不平整、遷居新環境、家具位置更換、室內障礙物過多、藥物的副作用、不當的身體約束、飢餓或營養不良、疲勞或精神不濟、馬桶坐椅高度過低、起身坐臥時重心不穩、室內燈光太強或太弱、使用不恰當的行動輔具，以及浴室、臥房、樓梯缺乏手扶裝置；另外，室內空間或裝潢的顏色或花紋太過紛亂，也會導致老人空間認知失調，身體出現如出現頭昏、胸痛、心悸、呼吸急促等狀況。

老年人一旦跌倒後，不能只是治療受傷部位，還必須評估全身的健康狀況，針對其生命象徵、視力、聽力、皮膚、肺、心臟、走路方式、神經反射能力、心智狀況進行檢查，了解跌倒後，身體受傷或受驚嚇的狀況，安排完整的復健與心理治療，切莫輕慢對待。

◎維持行動力是保持老後生活及健康品質的關鍵

老年人由於骨質密度較低，骨骼退化易導致骨質疏鬆，所以不小心跌倒後，發生骨折的機率比一般人高，受傷的範圍也比較廣，像是前臂、腕部、髖關節等部位都會連帶受到挫傷，雖然身體會慢慢復原，但復原過程中，因為骨折，身體無法正常支撐站立時的重量，往往必須躺臥病床休養，對健康及心理的影響重大。

骨折的復健期雖然比較長，但治癒的機率很高，痊癒後對生活的影響也不大，依然可以積極參與各種社會生活。但許多老人一旦臥床之後，即事事依賴照護者，不再積極參與社會活動，行動力大幅下降，體力快速下滑，骨質疏鬆的情況迅速惡化，肌肉因為不再頻繁使用而快速萎縮。萎縮的肌肉與疏鬆的骨質讓這些老人變得更不想活

動，失能情況持續惡化，形成惡性循環，直到完全失去行動力，淪為行動失能者。

有鑑於此，建議家屬及照顧者要特別認真面對、處理老人因跌倒導致的心理創傷，如信心喪失、焦慮、擔心再跌倒等，否則長者恐落入自我否定、限縮生活圈、限制自我活動範圍、變得過分依賴而不再獨立等問題，除了增添家人的照護負擔外，對老後健康的維持也有重大影響。

一定不能讓臥床的老年人放棄活動，因為維持行動力是生活照顧的頭等大事，**老年人只要能夠維持如常的行動力，即能提升老年生活的行動力，就是有效的預防失能、提升老後生活品質的最佳良方。**

◎如何預防老人跌倒？

為了避免老年人跌倒，居家環境宜適當改造為無障礙空間，導入通用設計（*無須改良或特別設計即能符合所有人使用需求的設計*）、消除屋內的高低落差、地面保持平整與乾燥並鋪設止滑墊、排除活動空間裡的障礙物、增加可協助活動或行走的輔具（*如手杖、扶手等*）、安排順暢的行走動線、貼上適當的指引標誌（*如浴室、洗手間*）、浴室裡加裝止滑設施與安全扶手等。

此外，在家不能赤腳，應養成穿止滑襪的習慣，鞋底務必防滑且合腳；下床時，起身動作宜放慢，枴杖或助步器等行動輔具應放置於靠床邊近手處（*方便取用*）；服用藥物後得確認不影響認知或可平穩行走時再活動；每年定期檢查視力、聽力和認知能力；不要飲酒過量、濫用藥物；可隨身攜帶警鈴或叫人鈴等。

另外，居家或外出使用的鞋子要慎選，**不要穿著容易脫落、沒有包裹後腳跟的拖鞋**，要選擇適合自己且能止滑的鞋型，還要定期檢查鞋底的磨損狀況，定期更換鞋底。**好鞋子是老年人保護身體健康，免於滑倒的重要生活輔具。**

老年生活只要能夠減少跌倒發生的機會，維持固定運動、走路散步和外出活動的生活作息，適度訓練肌肉，避免發生肌肉無力的狀況，即可以大幅減少跌倒的機率，並能夠大大地提升老後生活的健康狀況，減少因失能而需要照護的需求。

預防跌倒10招

1 將日常物品儘量放到置物櫃，簡化居家的空間環境及走道活動通暢性。

2 居住屋內要有足夠的燈光，增加能見度，並且睡床旁要有夜間照明燈。

3 年長者下床應先坐立於床緣邊側，再扶著起身站立走動，動作應緩慢。

4 儘可能活動的空間安排在同一個樓層，減少年長者必需攀爬上下樓梯。

5 客廳、廚房、房間、廁所或餐廳等地面，應隨時保持乾燥，預防滑倒。

6 老年人切勿打赤腳走路，應該挑選輕便、防滑的好鞋子，行走較方便。

7 老年人要選著寬鬆、合適的衣物，但要避免衣服或褲子太大造成絆倒。

8 若是老年人下半身支撐力量弱，步態較不穩，請使用助行器協助走路。

9 每天養成規律的運動習慣，或是藉由按摩的助力，預防關節僵硬無力。

10 調整年長者的床墊、坐椅及常用物品放置的高度，生活便利=零障礙。

3.建立居家高齡友善環境迫切需要

◎活出尊嚴、延緩老化、減輕失能

如果說,鍛鍊身體、均衡飲食、規律作息、財務自由、結交好友是維持老後生活滿意度的內在因素,那麼打造高齡友善的居家環境就是外在因素。

台灣人對於居住環境品質的要求多以現況為考量,租賃暫且不提,即便是花大錢購買的房子,對於內部裝潢設計也極少想到長者需求,引入通用設計的概念,遑論打造無障礙空間的觀念。至於住家外圍的社區或社會環境,除了捷運或少數公共空間外,對於高齡人口也相對不友善,如人行道、無障礙設施都明顯不足。

◎齊心協力打造WHO高齡友善城市

面對即將到來的高齡化社會,打造高齡友善的居住環境刻不容緩,唯有居住環境友善,身體機能衰退的高齡人口才願意外出活動,不會因為害怕外出的風險而退縮不前。

適合長者居住的WHO高齡友善環境必須兼顧「敬老、親老、無礙、暢行、安居、連通、康健、不老」八大面向,從這八大面向著手改善城市的軟硬體設計:

● **敬老**:提倡敬老文化,長者優先。教育社會全體共同接納長者,接受長者的活動緩慢,制定反歧視法案,杜絕老年歧視與霸凌,協助長者融入社會生活,不感到被排斥且是被尊重的。

- **親老**：設計並提供適合長者和陪伴者共同參與的休閒、娛樂與教育活動。

- **無礙**（無障礙與安全的公共空間）：以通用設計精神打造無障礙環境，像是愉悅與乾淨的環境、低噪音、綠色空間、休憩環境、友善和健康的步道、防滑與平整安全的人行道、人行與自行車步道、嚴格執行尊重行人的交通法規、友善的無障礙建築（電梯、扶手、坡道）、公共廁所，減少長者外出活動與空間移動的障礙，促進長者參與社會生活。

- **暢行**：提供友善、便利、普及且負擔得起的大眾運輸系統，長者搭乘大眾運輸有優惠、設置長者優先的博愛座、交通運輸設備無障礙、大眾運輸資訊標示清楚。

- **安居**：建設符合通用設計的無障礙空間，提供充分輔具保證行無礙，結合專業照護員與服務志工為長者送餐、提供居家生活服務，讓長者可以在地老化、尊嚴生活。

- **連通**：協助長者學習與使用通訊科技，如一般電腦、平板電腦、智慧型手機與網路，幫助長者獲取即時資訊，充分掌握社區鄰里與社會大小事，建構方便長者與其他人或社區／社會聯絡的溝通機制，讓長者不覺得自己與社會脫節、斷了聯繫。

- **康健**：提供長者各項健檢或鍛鍊體能之講座、活動，協助長者認識身體狀況，幫助維持身體健康，並鼓勵長者多多出門活動、走動。

- **不老**：大多數的長者都希望能夠繼續工作，社會應該鼓勵並提供長者投入志工服務，貢獻所長，回饋社會，或鼓勵長者勇敢追夢、活到老學到老。

高齡友善環境能夠讓長者在生活圈中感到舒適、安心而願意動、經常動、容易動、喜歡動，保持獨立、活躍、健康、外向的生活模式。除了全民共同推動，在全國各地落

高齡友善城市

關於高齡友善城市營造計畫，請參考「衛生福利部國民健康署高齡友善城市」的網頁http://afc.hpa.gov.tw/Page/base/data.aspx。

實高齡友善環境，讓長者無論住哪裡都能獲得友善待遇。

至於個人挑選退休居住環境時，無論選擇住在都市還是鄉村，還要多留意是否鄰近醫院、公園、學校、菜市場、超市、捷運／公車站或圖書館，以及電話叫車（計程車、復康巴士）服務的便利性。

◎居住空間的通用設計為了實現無障礙的大畫面

購買房子時，通常會希望至少要能住上20～30年，「家」會陪著人們經歷人生的過程，家庭會有不同結構變化，可能會經歷結婚、育兒、老化各種階段，在不同的階段，我們會遇到不同的障礙，加上高齡化社會來臨，「家」是否能提供居住者便利的生活很重要。尤其，現在很多家庭在購買房子時必須考慮是否適合長者居住。

每個人都活在不可逆的時間進程中，任何人都希望好不容易購置的家能夠讓自己安心、安全、幸福快樂地住一輩子，這樣的家需要考量哪些條件呢？

● **廁所、浴室**：可安裝防滑磁磚或放置止滑墊，地板務必保持乾燥。浴室的洗手台、浴缸、馬桶旁可評估使用習慣來安裝安全防護的扶

手。浴缸底部可放置止滑墊，浴缸旁須安置可供坐著休息轉身的平台或是止滑洗澡椅，並使用上下開關式的沐浴水龍頭。坐式馬桶的高度必須適合年長者。浴室內建議加裝夜間感應式的照明小燈。

- **床、衣櫃**：材質要夠堅固，避免邊緣或轉角處太過突出。家具位置必須固定，不要經常移動，老年人的空間認知能力較為固定，習慣既有的動線環境。床依長者方便起身的高度設置，床邊應放置手電筒、電話與緊急按鈕。衣櫃高度以不須墊起腳，就能取用衣物為原則。家具與牆壁，可以安裝特殊防護設備（如軟墊）。

- **桌椅**：老年人常用桌椅的高度要適合其起身與坐下，並且配備方便攙扶的扶手或手把。

- **輔具**：老人使用之輔具或設備，要放在固定位置，不要隨便丟置。老年朋友也應該有所自覺，不要拒絕使用手杖、輪椅等輔具。

- **地板**：地板應安裝止滑墊或改為防滑材質，室內地板要避免鋪設過於光滑及容易反光的地板材質。若要鋪設地毯就請鋪設大面積且有牢固防滑襯底、可固定的地毯。

- **寢室**：須安設緊急通報鈴與火災警報器，日照與通風保持良好，並放置安全鈴聲呼叫器，減少置放電器用品，也不要堆置太多雜物，造成行動或居住的風險。

- **家電**：家電的電線整理排列好，或以膠帶貼牢在地板或牆面固定。定期檢查線路安全，電器開關可貼上螢光貼紙，方便辨認。

- **廚房**：廚房流理台高度要考慮家庭成員間使用需求，若經濟允許，可考量安裝可自動升降的流理台，因應不同使用者的需要。

● **住宅環境：** 盡可能減少老年人自行在無輔具協助的情況下，上下垂直移動的機會，或入住有電梯的公寓，將寢室、浴室、廁所、廚房大門，全都安設在同一水平線上（**至少保持輪椅可迴旋的150公分寬距**），避免高低落差（**超過0.5公分**），並以清楚的動線標示移動範圍，保持溫暖、明亮、乾爽的氣氛，創造舒適而溫暖的友善居住空間。

如果實在不能更動居家室內的空間設計，至少在老人特別容易跌倒的門檻（**加裝斜坡裝置**）、廚房、浴室、寢室與廁所五大空間，設置扶手、緊急求救鈴，或者安置方便老人移動或起身坐臥的相關輔具。

兼顧被照護者與照護者
需求的安全照護

- 行動力衰退是開始失能的警訊之一
- 活出尊嚴、延緩失能、避免受傷的安全照護
- 誰是最佳照顧者？如何選擇照護方式？
- 善用輔具，實施「自立支援」照護，輕鬆創造
  安全照護環境

行動力衰退是開始失能的警訊之一

1.行動力衰退對身心功能的影響

　　俗話說：「要活，就要動」。能活動、有行動力的人，通常會比較積極參與社會生活，也能從活動中感受到生而為人的喜悅和滿足。相反地，人一旦因故導致行動力衰退，且在短時間內沒有逆轉的跡象時，就是失能的危險警訊。

臥床不失能　提升自主能力

肌肉機能的衰退＝生命力的衰退＝老化

臥床一週　**肌肉功能及行動力**　衰退20%

翻身、起身、轉身、上下床、移位
如廁、沐浴、復健、互動交流

美國老年問題專家夏克醫生表示如果不積極運動，每10年可能喪失5%的肌肉組織

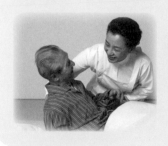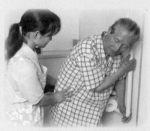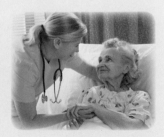

人一旦失去行動力，很快地，也會失去「生活自理」的能力，沒辦法自己走路、如廁、盥洗、穿衣、進食、坐臥、起身、翻身，凡事都需要有人從旁協助，屆時，「活動力及生活品質」勢必降低，同時「加速失能與老化」，也會「增加罹患疾病因子」，生活挑戰與挫折接踵而來，逐漸讓失能者感覺「生命無意義，並否定自我價值」。

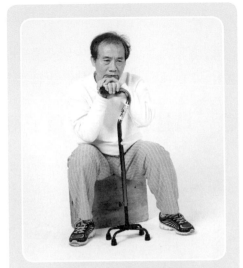

▲ 「做不到以前可以輕易做的事情」是許多年長者造成挫折感的來源。

更重要的是，照護失能者需要龐大的開銷。在日本，每年有10萬人，因為必須照護家庭中的失能者而離職（**介護離職**），不僅造成家庭的沉重負擔，也削弱社會生產力，成為沉重的社會問題。因為這些介護離職者幾乎無法再返回職場，有些人甚至為了照顧失能的家人而破產，最後只能流落街頭。

在台灣，也有高達78萬名的失能人口需要照護，若不能導入更有效並能減輕社會與家庭負擔的照護方式，照護成本恐怕也將隨著即將到來的少子化、高齡化浪潮而衝垮台灣。

2.如何預防行動力繼續退化，延緩失能

生活照護上使用輔具，可以大幅減輕照顧被照護者如廁、盥洗、進食、移動、翻身的困難度，降低失能者的挫折感，提升被照護者的行動力與獨立程度（**預防行動力繼續惡化**），讓被照護者不會感覺自

77

己麻煩家人太多，減少因失能而感受到的痛苦，從而提升被照護者的生活滿意度，加強其對生命意義和價值的肯定。

◎一旦拄拐杖，一輩子得靠它不可？

到底要不要使用輔具，對被照護者來說是很重要的一項決定，重度失能者多半無法抗拒使用輔具，因為不使用就無法維持基本生活機能；但輕度失能或不覺得自己有需要的人，常常會抗拒使用輔具而成為受傷的高風險族群。

失能者之所以會抗拒使用輔具，癥結點在於擔心一旦用了，就一輩子離不開它。可能因為不美觀、自卑、不喜歡自己使用輔具時的模樣或慢動作、惱羞成怒、或自認不使用也無礙……，而對輔具心生抗

生活照護的正確觀念	在於維持、改善、提升被照護者的**自主行動力**。即使是透過輔具幫忙，只要被照護者能自己活動與移動，就要讓他自己動，如此才能減輕照護者的壓力，提升被照護者的獨立性、生活品質和滿意度，也就是鼓勵實施「自立支援照護」。
生活照護的重要關鍵	如何減少被照護者的行動風險，例如在居住環境設計中導入通用設計的概念、公共空間採無障礙設計、積極使用個人生活輔具等，都可以在**降低風險**的情況下，提升被照護者行動力，是預防行動力退化的良方。

拒。心理上的無法調適，造成抗拒使用輔具，豈料卻是默默地放任自己的身體狀況惡化下去而不自知。

遇到拒絕使用輔具的被照護者，切記不要硬槓，更不要強制要求被照護者使用。被照護者在面對他人時，有著難以言喻的心理負擔，若再使用命令式或強制的語句或態度只會令其更加抗拒使用輔具。

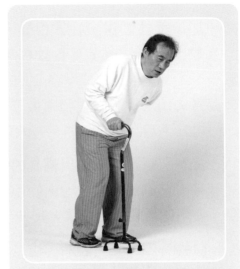

▲ 拄拐杖就像戴眼鏡一樣，是讓生活品質變好的方法，無需過於排斥。

合適的輔具能夠借力使力，幫助使用者輕鬆地恢復一定程度的行動力。大多數的人都知道這一點，但常常是自尊心讓長者不願認清自己需要輔具幫助，不信任輔具，也怕麻煩別人，最後乾脆選擇否定的態度，逃避問題。

如何讓被照護者願意使用輔具？首先，要了解被照護者抗拒使用輔具的原因，再針對抗拒點導入解決辦法。

譬如有些長輩因為怕花錢而不願使用輔具，除了表示錢沒有問題之外，也可以告訴長輩政府有提供補助，讓長輩了解實際的花費狀況，再**適度隱瞞部分價格**，是減少長輩抗拒輔具使用的好方法。

至於害怕一旦用了輔具就回不去了的人，一來人生本來就回不去，每個人遲早都得借用輔具才能維持生活如常運轉。該如何讓使用輔具者接受這樣的事實，只能根據個別被照護者的狀況與性格調整話

術，加以**柔性勸說、好言相勸、詳細說明使用輔具的效果**，例如，「人類很早就開始使用各種輔具協助生活，餐具、鞋子、眼鏡、衣服……都算是生活輔具，沒了這些東西，會讓我們的生活變得很不方便且充滿風險。」讓被照護者了解輔具可以幫助他省下多少力氣並且如何提升生活品質，即能有效地降低被照護者對輔具的抗拒心理。

其次，**製造需要使用輔具的情境**，連哄帶騙，讓被照護者自然而然地接受輔具的存在，習慣使用輔具；或是巧妙地**讓被照護者親眼看到不使用輔具的負面後果**，讓被照護者心生想要使用輔具的念頭。

將輔具變漂亮、變潮，也是引誘被照護者願意使用輔具的方法。或**請有使用經驗的前輩來勸說及示範使用輔具的輕鬆、方便**，讓被照護者明白使用輔具的好處及不使用的後果。

讓被照護者願意使用輔具的方法

- 適度隱瞞部分價格

- 柔性勸說、好言相勸、詳細說明使用效果

- 製造需要使用的情境

- 讓被照護者親眼看到不使用的負面後果

- 把輔具變漂亮、變潮

- 有使用經驗的前輩勸說及示範

- 用正面成功的案例鼓勵

如果只是暫時性地需要使用輔具，務必讓被照護者了解使用輔具對於恢復身體功能的幫助，多以**正面成功的案例鼓勵之**，幫助其克服不願使用輔具復健的心情，千萬不能縱容其拒絕輔具。

◎善用輔具，鼓勵「自立支援照護」更安全

每個人剛生下來，生活還無法自理時，就是透過輔具的使用來協助生活運轉，像是奶嘴、奶瓶、娃娃車、學步車等都是輔具。甚至長大後，因為近視配戴眼鏡，眼鏡也是一種生活輔具，許多人一戴就是一輩子。事實上，輔具一直存在於人類社會中，**任何可以協助人更安全而高效率地完成生活日常工作的工具，都可視為輔具。**

未來進入超高齡社會後，高齡人口生活需要的輔具也會越來越普及，隨處可見。高齡人口與小嬰兒的生活輔具本質上是一樣的，都是為了讓人可以活得更安全與健康，譬如拐杖與學步車，不都是為了讓人可以好好走路而誕生的輔具嗎？

在鼓勵被照護者使用輔具的同時，也要教育社會大眾接受輔具，杜絕對使用輔具者的歧視，創造更友善的輔具使用環境，讓失能者、高齡人口敞開心房，接納並使用輔具。

「自立支援」與「輔具應用」更是相輔相成，對於行動不便的失能者，應鼓勵其強化健側部位之使用，讓功能最大發揮，例如可站則不坐，可坐則不躺，以水平取代垂直方式進行轉移位，以機器取代人力幫助失能者達到自立、支援的照護模式，減緩失能情況繼續惡化。

活出尊嚴、延緩失能、避免受傷的安全照護

1.什麼是「安全照護」（No-Lift Policy）？

　　No-Lift Policy，縮寫是NLP，意為「不徒手搬運病患規範」，是一套符合人體工學的安全照護政策與方法，為世界各先進國家針對減少病患照護相關傷害所積極推動，甚至立法強制執行的照護政策。

國際規範 No-Lift Policy

一套符合人體工學的安全照護政策與方法

⭐ 英國率先在1992設立全國性的標準來降低因徒手搬運移位病患而造成的傷害。

⭐ 澳洲、歐美許多國家也跟進設定了類似法案，在這些國家所訂定的NO-LIFT POLICY都認為應該全面禁止徒手搬運（除非有威脅到人命之其他特殊因素）

- 訂定病患照護時所應注意的人體工學（Ergonomic）及生物力學評估規則

- 訂定No-Lift Policy不抬舉規範

- 正確使用病患搬運移位設備及教育訓練

雖然各國的命名不盡相同，如Zero Lift、Minimal Lift、Lift-free或Safe Patient Handling and Movement，但核心內容與精神類似，即「照護者在各種環境下都應避免徒手搬運」。

我們取No-Lift Policy之精神和目的，簡稱為「安全照護」，本書中所提到的「安全照護」，皆意指No-Lift Policy。

◎安全照護的由來

1992年，英國成為全世界第一個制定全國性法令，明令禁止護理人員徒手搬運病患的國家，立法之後，英國的病患照護傷害數目仍有顯著減少。之後其他國家，如荷蘭、瑞士、澳洲、芬蘭、愛爾蘭、加拿大，還有亞洲的日本與韓國，以及美國的部分州地區（加州、伊利諾州、馬里蘭州、羅德島州、愛荷華州、麻塞諸塞州、明尼蘇達州、紐澤西州、紐約與華盛頓等州）也陸續跟進，限制徒手搬運病患。

◎安全照護的施行重點

「安全照護」的主要概念在於照護者搬移被照護者時，應使用合適的器材協助，以避免徒手搬運造成的傷害。其施行重點如下：

● 鼓勵被照護者協助搬運。在不違反被照護者需求的前提下，只要情況允許，就必須使用輔具，不要徒手搬運。

● 並非照護者一定不能用徒手搬運或轉移位，而是要視其身體、精神、醫療情況而定。

- 執行「安全照護」之前，須確保「基礎」已就定位。所謂的「基礎」包括：管理階層的支持、硬體設備、教育訓練與重視安全的組織文化。

- 在部分國家，特定徒手搬運動作已經明文禁止。例如：加拿大禁止單人屈身搬運與雙人併肩搬運，英國禁止施行搬運、抱舉、肩舉。

◎安全照護概念導入台灣

在台灣，目前的照護模式仍以徒手搬運為主，導入輔具協力的觀念仍不夠普及，更缺乏「安全照護」施作規範。

有鑑於徒手搬運的照護模式對照護人力的傷害，以及對照護品質的影響，國內橫跨護理、高齡醫學、復健、職能治療、物理治療、社區醫學、建築等二十個領域的專家學者，共同創辦「中華安全行動照護協會」，協會的宗旨為「提倡並建立『安全照護』之規範、教育照護人員適時正確善用照護輔具的觀念，強化照護人員之知能與技能，以保障照護人員的安全及預防被照護者的二次傷害」。

「美國職業安全與健康局」建議的「安全照護」

- 徒手搬運照護的動作應盡量減到最少。

- 管理階層應對所有照護者與被照護者進行人體工學評估，以確認個別化的「安全照護」執行方法，並加強訓練。

2.安全照護的重要性

長久以來，照護人員的訓練多著重於搬移技巧，例如：使用姿勢與運用經驗搬移病人，避免自己受傷，最常見的訓練方式包括：徒手搬運之人體工學課程、安全搬運技巧、雙人操作等。

然而，從實證研究報告來看，**徒手搬運照護訓練或雙人操作並無法降低照護人員的受傷率**。

人的力量畢竟有限，面對情況不一的被照護者時，未必能夠有效地執行任務。再者，面對不同的情況，搬移所需的施力方式與技巧也有不同，即使是經驗豐富的照護者也很難在超過身體負荷的狀況下進行徒手搬運。

令人遺憾的是，國人普遍缺乏「安全照護」的觀念，照護人員往往經驗還不足或未接受足夠的訓練，便得投入繁重的照護工作。在工作負荷量大、體力與經驗不足的情況下，照護工作者已成為職業傷害率最高的勞工，也直接、間接造成照護人員的高流動率與人力短缺問題。

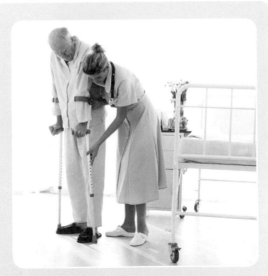

▲ 安全照護的原則之一，就是鼓勵被照護者透過輔具自行出力。

　　「安全照護」是照護人員以不會造成緊張或傷害的方式移動病人的政策和方法，規定除了特殊與緊急狀況外，均須以輔助器材取代傳統徒手搬運照護。**美國職業安全與健康管理局建議，在任何可行的情況下，都要將徒手搬運被照護者的情況減到最少，甚至完全消除。**

　　國外學者認為，要以「安全照護」取代無效或錯誤的徒手搬運等照護訓練，包括：①使用輔具、②評估適合病患的方法、③施行安全照護政策（No-Lift Policy）、④提供照護者正確的安全照護訓練。此外，透過同儕間互相教導學習、舉辦實務工作坊等也都是值得嘗試的訓練良方。

　　事實上，隨著輔助器具（輔具）技術的進步，許多照護任務均可透由輔具協助照護人員執行，大幅減輕照護人員體力與精神上的負擔。

　　如何有效地使用各式輔具提升照護品質、改善照護者的工作狀況、降低職業傷害，已成為先進國家的照護工作的顯學。安全照護的

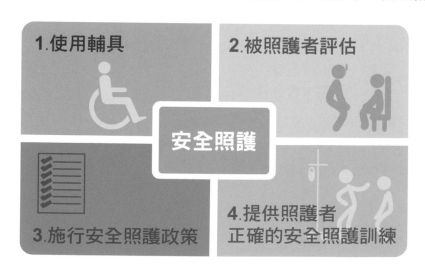

精神在國外已行之有年，甚至已經落實到基礎教育與日常生活的居家照護施作方針中，中華安全行動照護協會為了與國際接軌、跟隨世界潮流，希望台灣在此波提升照護品質的風潮中不落後，而積極推動安全照護。未來也期望安全照護的概念能早日納入正規法案，在長照人力流失的未來，保障照護品質與照護者及被照護者的安全。

3.「安全照護」的效益

　　許多重視人權的國家，皆已立法通過「安全照護」政策，在以被照護者為關注重點、重視照護品質與觀感的潮流下，施行「安全照護」也成為先進國家照護產業的重要方向。除限制徒手搬運外，也制定建築法規，將硬體設計一同列入「安全照護」的規範中，以求達到降低傷害的最佳效果。

　　近二十年來，安全照護的趨勢方興未艾，並未因施行所需的成本（如添購設備、教育訓練等）有所影響，可見此政策確實可帶來正面的效果。

4.軟體＋硬體＝安全照護、不受傷

　　安全照護可減輕照護者、被照護者與被照護者家庭，乃至社會的負擔。

　　照護人員所面對的高風險工作環境，各國皆然，長時間、不當姿勢、重複的施力動作，常造成肌肉骨骼傷病（Musculoskeletal Disorder，簡稱MSD），使得照護人員常因職業傷害而面臨請假、離職，甚至必須提前退休的狀況。

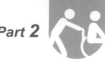
　　檢視各國的照護狀況，不難發現，照護者的職業傷害率較其他產業高出許多，是屬於高風險產業。美國勞工局2009年的統計報告便指出，照護機構（不含醫院）的從業人員受傷率高居10.7％，遠高於建築業（4.2％）與製造業（3.9％）的從業人員。

　　令人擔心的是，當其他行業因職業遭受MSD的傷害率逐年降低時，護理產業中的傷害率卻仍然持續攀升。

　　美國護理學會（American Nurses Association，ANA）於2001年針對4,826名美國執業護士的職場健康和安全調查顯示，執業環境非常安全者只占19.5％；48％的人表示，過去一年內曾因護理工作而生病，並且因而有2天以上無法工作者占了23.2％。下背痛造成的失能名列護理人員最關切的三項健康議題之一（其他兩項為：因壓力和工作過度造成的急慢性影響，與因針扎而被傳染HIV或肝炎）。

　　根據統計，台灣臨床執業護理人員的職業傷害分為4大類（詳見右表），健保局的資料指出：2014年醫療費用前十大支出中，椎間盤突出或下背痛占第七名，職業性下背痛與手臂肩頸疾病也納入職業傷害，足以顯示其對職業工作者的影響。相較於醫護人員，照護人員接觸生物性傷害、化學性傷害的機會或許較小，物理性傷害便成為其職業傷害中的首要大敵。

　　導致照護人員受傷的因素中，多由徒手搬運造成的。**照護者靠自身力量搬運被照護者，常暴露於高度風險中，大大提高了MSD的發生率。**搬運被照護者常需彎身、抬舉等動作，背部尤其容易受傷，長期下來，因傷需要請假、離職，甚至無法繼續擔任照護人員的案例之多，不在話下。

2009年，美國即有超過46,000位照護工作者（包含護士、看護、居家照護員等）因工作而受MSD所苦，其中超過三分之一的MSD與搬運病患的方法、頻率有關。根據估算，美國在2008年便因職業傷害，直接或間接付出7.4億美金（美國參議院，2010;UMass,2011），其中有三分之一都是支付給醫護工作者。

在台灣，照護職傷的情況更加嚴峻。根據勞保職業傷病給付資料顯示，近年年來高達八成的

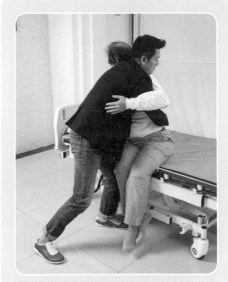

▲ 搬運被照護者經常需要彎身（扭轉軀幹）、抬舉（垂直施力），無形中增加肌肉、骨骼傷病。

台灣臨床執業護理人員的4大職業傷害

1.生物性傷害	包括針扎、感染性疾病。
2.物理性傷害	包括下背痛、輻射傷害。
3.化學性傷害	包括藥物氣膠、消毒劑、化學抗癌藥物。
4.身體或心理性傷害	如性騷擾、暴力事件等。

給付屬於職業促發之肌肉骨骼疾病類，甚至部分勞工因醫療資源不足而被迫離開職場，可見這類傷病對於勞工及勞保資源的影響。

2013年《職業安全衛生法》完成立法修訂，該法第六條新增的第二項第一款明訂：「重複性作業等促發肌肉骨骼疾病之預防」，賦予尚未將安全照護法制化的台灣一個相對有保障的法源。

◎高風險的徒手搬運動作

徒手搬運被照護者之所以會對照護人員造成高度職業傷害，是因為被照護者無法近身搬運、被照護者可能過重、人體並非容易搬運的規則物體，以及搬運過程中的不確定性等。

搬移被照護者並沒有所謂「標準化」的搬運動作，依場所、環境、狀況不同，差異極大。但只要對照護者產生人體力學與姿勢上重大壓力的動作，都可定義為高風險的搬運動作。照護者面對徒手搬運最嚴重的三種風險分別為：

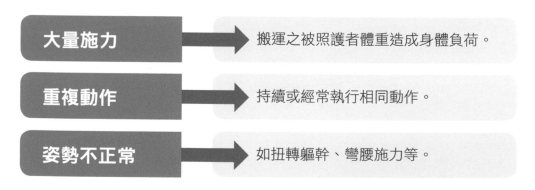

大量施力	→	搬運之被照護者體重造成身體負荷。
重複動作	→	持續或經常執行相同動作。
姿勢不正常	→	如扭轉軀幹、彎腰施力等。

此外，被照護者搬運距離、被照護者突發的行為等也都會增加照護風險。

照護人員每天都必須執行無數次的搬運動作，例如：在床和輪椅間移位、協助如廁、床上起身、上／下床、進出車輛等。

由於每種狀況都不一樣，因此在尋找降低風險的辦法時，先充分了解環境與情況，以掌握風險因子是很重要的。舉例來說，適合長照機構的措施（重點在安全生活照護）不見得適合急診（重點在頻繁的水平移位與病患搬運）。

◎徒手搬運的缺點

徒手搬運所造成的MSD，是照護人員最大的職業風險。過去是透過加強訓練搬運的技巧來協助照護人員避免受傷，但時至今日，因徒手搬運而造成的傷害數目仍持續增加，顯示效果有限。徒手搬運不僅對照護者而言風險極大，對被照護者而言，亦非愉快的過程。

對照護者而言，徒手搬運被照護者不僅會消耗大量體力、必須在不舒適的情況下執行，且被

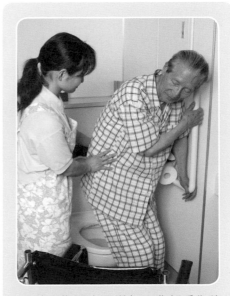

▲ 徒手搬運容易增加下背部受傷的機率，甚至形成被照護者的心理恐慌。

91

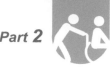
照護者的動作通常無法預測。護理人員面對的被照護者體型、肢體障礙程度、精神狀況、合作程度也都不同，再加上因缺乏把手施力點等原因，都增加了照護工作的困難度和受傷的潛在風險。

　　根據統計，照護工作者值班8小時的情況下，每天平均要抬舉1.8噸的重量。國外研究指出，在最好的情況下（**沒有插管、抗拒行為等**），照護者徒手搬運的極限是23公斤，超過此重量，即使加上技巧、經驗，都已屬照護者身體無法承受的範圍。然而，一般被照護者的體重幾乎都大於此限制，意即照護者必須經常性地處理自身無法承受的任務。

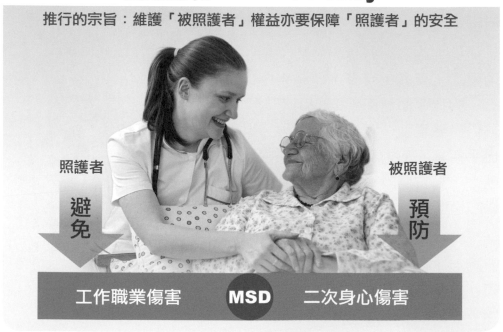

照護者常需要以不正常的姿勢（如彎腰、身體越過床或椅子）進行搬運，不僅增加下背部受傷的機率外，也影響了被照護者的安全、舒適程度，以及照護品質。

對被照護者而言，徒手搬運不僅容易造成心理恐懼、緊張、不適、自尊受損，若照護者施力與姿勢不當，還可能造成插管錯位或被強制拔除，也容易造成被照護者的二次傷害，輕則破皮、瘀青，重則跌倒、脫臼、骨折等。許多**被照護者認為徒手搬運／移位過程中帶來的痛苦甚至大過插管、換藥**等，尤以重症患者最嚴重。

◎徒手搬運的成本居高不下

徒手搬運除了會造成照護者和被照護者的傷害之外，對國家財政與醫療單位也會造成龐大的負擔（包含人力流失、因正職人員受傷而出現的臨時聘僱需求、其他人員的加班費、保險支出、法律費用、索賠過程中的時間成本、訓練臨時／替代人力的成本、傷後造成的工作效率下降）外，更造成高流動率與人員不足的問題。

根據學者研究估算，美國有12～18％的醫護人員因背痛問題離職，另有12％因執業受傷風險高而考慮轉職。

台灣和許多國家一樣，都有照護人員短缺、招募與留任困難的問題，主要原因在於工作負荷量過大、職業傷害問題多等。在人力不足的情況下，醫護品質勢必難以保持，最直接受害的就是所有的醫療資源使用者。為了停止照護人力問題所產生的惡性循環，即必須設法降低因照護人員流失所造成的龐大社會成本，以維持醫療照護體系的正常運作。

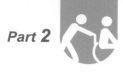
　　國外已有許多文獻證實，**安全照護除了可以改善照護環境、降低受傷風險之外，也可以增加照護者的工作滿意度、改善照護品質與減少醫療院所的開銷。**

　　更具體來說，安全照護可以減低照護者的受傷風險、改善照護環境；使用安全照護器材可大量減少照護者因搬運而受傷的機率、嚴重程度，以及因職業傷害所衍生的額外成本負擔，受傷率、請假日數與請假比例也都大幅降低。即使因工作傷害而必須請假，在導入使用安全照護之後，照護者的傷害程度也較輕、請假時數呈現下降的趨勢，照護機構所需負擔的成本也大幅減低。

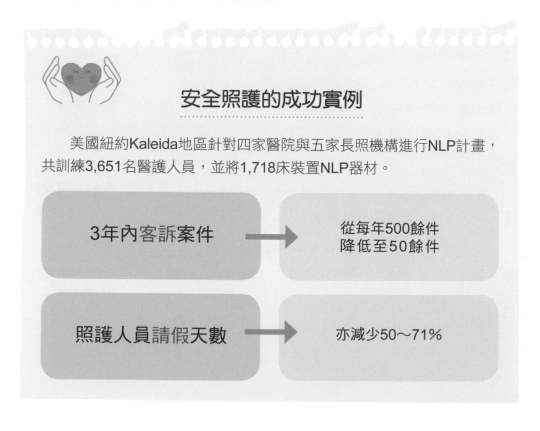

安全照護的成功實例

美國紐約Kaleida地區針對四家醫院與五家長照機構進行NLP計畫，共訓練3,651名醫護人員，並將1,718床裝置NLP器材。

3年內客訴案件	→	從每年500餘件降低至50餘件
照護人員請假天數	→	亦減少50～71%

◎安全照護的優勢：提升照護者工作滿意度、改善照護品質、減少照護機構開銷

台灣近年來飽受照護人員人力缺乏之苦。2005年，衛福部的一份統計報告指出，全台有八成醫院出現護理人員不足額的情況。

雖然，行政院衛福部於2008年委託中華民國護理師護士公會擬訂「2008年度護理人員留任措施輔導計畫」，希望補強護理人力。時至2011年，持照護理人員進入醫療、照護院所比例僅占五成，依舊無法補足人力缺口。

截至2014年1月底，國內領有護理職業執照人數為253,454人（即護理科系畢業且持有相關證照者），然而實際執業人數僅有147,773人，占領證人數的58.3%。相較於加拿大與美國93.6%、83.2%的執業率，台灣明顯偏低。

一般而言，訓練一個專業的護理人員需要3～5年，然而台灣的護理人員多半在進入職場後的第5、6年間離職，比起加拿大的護理人員平均工作年數（20年），台灣低了很多，更加重了台灣的護理人員荒。即便考選部自2003年起，護理人員考試從每年一次改為兩次，依舊無法解決護理人員荒的問題。

國內護理人員欠缺的關鍵，在於工作環境不佳、工作量過大，造

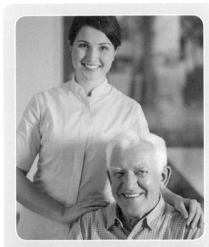

▲ 加拿大的護理人員平均工作年數20年，而台灣護理人員多半在進入職場後的第5、6年間離職。

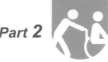

成工作意願低落、流動率偏高。

此外，醫療院所的人事費用占整體支出成本的45～60％，其中護理專業人員是人事支出的大宗，約占總成本的30～40％。面對醫療環境惡化，不少醫療院所也開始控制人力成本支出，人手不足造成台灣的醫護比高達13～14：1，遠超過國外研究的合理水準（6：1）。（詳見《簡單了解護士荒》，作者：陳俐瑾、游惠珠、蕭晴文，http://scitechreports.blogspot.tw/2015/07/blog-post.html）

薪水偏低，加上人手不足的結果，就是工作量異常龐大、內容包山包海。除一般照護的工作（打針、抽血、給藥、抽痰、翻身等），其他各種評鑑等產生行政與文書工作，也加重護理人員的工作量。更不用說職業傷害是造成護理人員離職的重大原因。畢竟薪水、工作量可以透過其他方式調整，唯獨職業傷害是不可逆的損失。

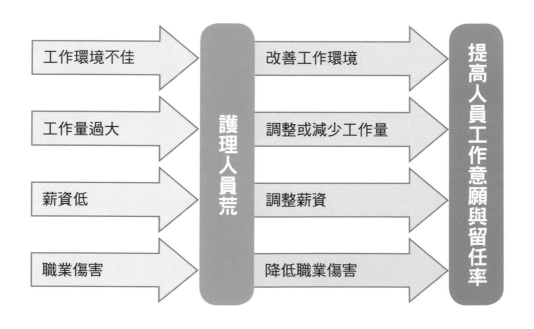

改善照護者的工作環境、降低職業傷害與提高其工作意願與留任率現已成為台灣醫療照護體系中的重大課題。

◎提升照護工作者滿意度

一般照護者普遍的疑慮是，使用安全照護可能降低工作速度與效率？其實並不會，國外研究證實，經過訓練的專業照護人員，使用安全照護來搬運被照護者的速度和效率並不會下降，並且，安全照護還能提升了照護者工作滿意度。主要因為照護人員的身體耗損率下降、搬運風險下降、自己的受傷情況也能夠大幅緩解，實證研究發現，實行安全照護後，照護人員感覺自己的專業地位提升、工作量減少、工作風險降低（照護者認為「不安全」的工作減少），工作滿意度也因此提升，還能延長在職時間，好處很多。

◎改善照護品質

安全照護比徒手搬運安全且溫和。徒手搬運對照護者的身心都是龐大的壓力，被照護者也經常被迫處於不舒服的狀態（徒手搬運得靠照護者自身的力量，甚至是蠻力來強行搬運）。學術研究證實，施行安全照護之後，養護機構在各大照護品質指標都顯示大幅改善，像是搬運過程變得更安全、舒適、照護者受傷風險降低、被照護者的心理負擔減少、對照護服務的滿意度與自尊感皆增加，被照護者的身體狀況，也比徒手搬移照護情況下改善許多（因為能夠以較為舒適且安全的方式搬運，減少徒手搬運過程可能發生的意外狀況），被照護者的身體機能不至於繼續失能、衰退，反而還能進步的狀況也所在多有，被照護者可從事活動的生活範圍變大了，自主行動力和活動意願也提

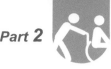
升了，不會畏懼移動或行動，維持過往日常生活的運作能力也有大幅提升，然而跌倒、受傷的次數變少，起床時精神較好、身體機能狀況較佳，尿失禁狀況也能有效減輕等等，總而言之，導入安全照護對於被照護者的照護品質能夠有效改善，被照護者的生活品質也能有效提升，好處多多。

◎減少照護機構開銷

因為導入安全照護的關係，讓照護人員受傷率降低、工作滿意度提高、離職率降低、留任率提高，照護機構的成本開銷不只能有效控制，甚至大幅降低。舉例來說，離職率下降就能減少機構的聘僱與訓練成本支出（熟手還能提升機構的工作效率）、請假天數下降，也能

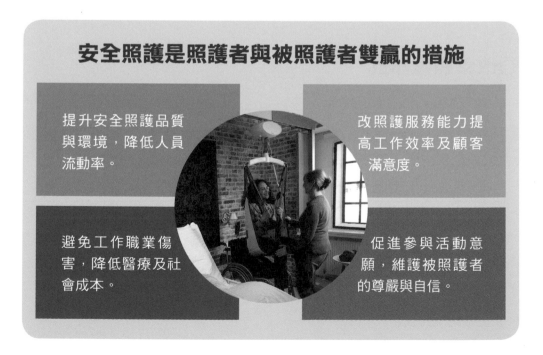

安全照護是照護者與被照護者雙贏的措施

提升安全照護品質與環境，降低人員流動率。

改照護服務能力提高工作效率及顧客滿意度。

避免工作職業傷害，降低醫療及社會成本。

促進參與活動意願，維護被照護者的尊嚴與自信。

減少單位的成本支出，照護人員的職業傷害下降也能減少醫療成本支出，在在都能協助機構減少成本開銷。國外有實證研究指出，當照護機構願意投資安全照護的器材成本採買與照護人員訓練，**不到三年，即可回收所有初期成本投資**，之後還能因此而提高利潤率。

安全照護的十大優點

01

增加照護者的工作滿意度、降低人事流動率。

02

加強照護者對被照護者實施轉移位的照護服務能力。

03

減少照護者肩頸、腰背損傷，並改善整體照護服務品質。

04

減少因移動被照護者而造成二次傷害的相關直接或間接費用。

05

降低醫療資源及社會成本的支出和家屬沉重的負擔。

06

增加被照護者在移動過程中的舒適度、安全與尊嚴。

07

降低被照護者對照護者的依賴感，提升參與活動的意願。

08

提升工作效率。

09

保障健康的工作品質。

10

營造創新安全的工作環境。

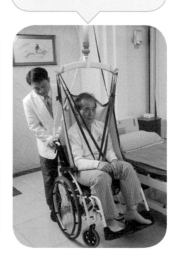

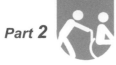
5.安全照護創造健康、快樂、安心的全人照護

熟年生活需要安全照護來維持生活品質。人老了之後，難免會出現機能衰退、活動不便的情況，若是就此委靡不振、放棄活動、降低行動力，久而久之，就會覺得老後的人生實在很沒意思，連帶地生活意願也會減弱。

想要克服欠缺行動力、不想活動的問題，就必須正確認識行動的重要性，透過運動或輔具改善、提升行動力來增強活動力。

熟年生活品質的維繫端視走路、活動、移動能否確實做好，並降低行動風險，避免跌倒受傷的情況發生。

健康的人可以靠低／中度有氧運動、瑜珈、太極拳來維持活動力；需要照護或輕微失能者則需要藉助輔具，透過安全照護的方式，

台灣地區65歲以上老人，近17%需要安全行動照護

根據內政部統計處「1999年老人狀況調查報告」顯示：65歲以上人日常起居活動自理狀況有困難者占16.81%，其主要：

★ 起居活動、上下樓梯困難者占74.22%。

★ 洗澡困難者占53.83%。

★ 平地走動困難者占48.15%。

顯見「安全行動照護」的重要性。

減緩甚至重新提升活動力。

　　正確的照護觀念不只是延緩老化與失能，而是**透過使用輔具，讓人能夠安全地活動**；讓被照護者能夠維持如常的生活作息，減少受傷風險，即使行動力不如前，仍能積極地往外拓展與活動。

　　失能者使用輔具可減少行動不便、失能帶來的挫折，如常地與外界接觸和活動，持續參與社會、維持社交、貢獻己力，保持身心靈的感受不至於退化或萎靡，提升生活的安全感，體悟老後生活的意義和價值，創造健康、快樂、安心的老後人生。

安全照護七要訣

- **想**：想好規劃。評估被照護者身體機能，選擇正確移位方式並規劃動線。
- **幫**：請被照護者或他人協助。
  - ①請被照護者幫忙：誘發被照護者幫忙出力，將復健結合於日常生活中，雖然可能較耗時，但對被照護者本身及照護者都好。復健訓練應盡量以最少之協力量為原則。
  - ②請他人幫忙：最高負重量為照護者1/3的體重，若過度負重，須請他人協助。
- **輔**：善用輔具，同時搭配無障礙空間／通用設計的規劃。
- **近**：讓被照護者盡量靠近照護者，兩者距離越近越省力。
- **動**：跨大雙腳間距，如採馬步、弓箭步等姿勢。跨步方向要與轉位移動方向配合，保持機動性。
- **姿**：姿勢正確可預防傷害姿勢，如腰背盡量挺直，雙手盡量相扣。
- **體**：善用體重，協助推、壓等動作。

誰是最佳照顧者？如何選擇照顧方式？

1.家人看護是最好的方案嗎？

在台灣，目前的老人照護工作主要仍由家屬自行承擔，根據內政部統計處「民國98年老人狀況調查報告」指出：「目前我國65歲以上老人，輕度失能狀況者占4.82％、中度失能者占2.28％、重度失能者占4.60％，失能程度女性遠多於男性、喪偶者多於其他婚姻狀況者；失能老人對於進住長期照顧機構或護理之家意願，隨著失能嚴重度表示願意者比例遞減，顯見國人仍多半選擇居家照護，不願入住醫療照護機構。過去一年住院者住院期間，65歲以上老人由家人（*子女配偶媳婦*）照顧者占73％。65歲以上老人起居活動有困難時，最主要幫忙料理者為其兒子，其次為媳婦及配偶或同居人，顯見家人仍然是老人照護的主力。」（詳見「中華民國98年老人狀況調查報告」）

或許礙於傳統孝道觀念的壓力，國人通常只有在萬不得已時，才會將高齡、失能人口送往醫療機構或照護單位安置。經濟能力能夠負擔者則多選擇聘用外籍看護協助照護。目前約有20萬名外籍人士在台從事看護工作，他們是台灣高度仰賴的照護人力。

由家人一力承擔照護責任，在即將邁入少子化與高齡化未來的台灣，已經越來越不可行。過去的家庭生育子女數多，長者少而子女多的情況下，出現需要照護的情形時，只要子女共同分攤、輪流照護，勉強能對付過去；未來，在一個家庭只有一、兩個孩子的情況下，人

力恐怕無法負擔。

再者，家人承擔看護工作的問題不小，像是缺乏專業護理訓練、對被照護者的疾病了解不足等。常言：「久病床前無孝子」，究其原因，孝子不具有照護經驗與專業，自己也有工作和家庭需要照顧，蠟燭兩頭燒的結果，往往導致身心俱疲，自己的生活、家庭和工作因為長期照護而出現嚴重衝擊。在日本，每年因為照護而離職的人數高達10萬人，引發嚴重的社會問題。

若非由家人自行照護不可時，照護者務必要維持良好的睡眠品質。擁有良好睡眠，才有精神和體力承擔沉重的照護工作。照護者出現沮喪、憤怒、退縮、焦慮、煩躁、注意力不集中、失眠或精疲力盡

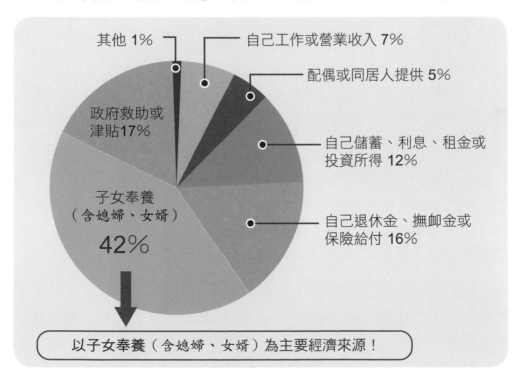

其他 1%
自己工作或營業收入 7%
配偶或同居人提供 5%
政府救助或津貼 17%
自己儲蓄、利息、租金或投資所得 12%
子女奉養（含媳婦、女婿）42%
自己退休金、撫卹金或保險給付 16%

以子女奉養（含媳婦、女婿）為主要經濟來源！

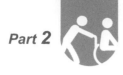

等跡象時，千萬不要繼續勉強，請馬上尋求外部的協助，如家庭照顧者關懷總會等居家照護者支持團體的專業協助。請記住，**照護者也需要休息與放鬆，千萬不要因為產生這些念頭而感到罪惡感。**

　　建議現實需要由家人承擔照護工作時，不妨全家人一起坐下來開家族會議，盤點家族資源，協調照護行事曆和責任分配，達成由家族全體共同承擔的決議，不建議齊頭式平等地分配照護時間，最好是依家人的個別專長和喜好來分配工作（如擅長料理的人就負責煮飯、收入高者就多出點錢等等），讓有意願承擔照護責任的人多承擔一些工作（其他人給予金援）。但也要了解家族共同照護的極限，必要時引入專業人員協助。

　　最理想的照護者是與被照護者關係最親近的人，但並不意謂著就該把全部責任都丟給這個人，畢竟在照護過程中難免會出現疲勞或摩擦，因此選出主要承擔者之後，不是把所有責任都丟給他，其他家人仍須共同協力。最糟糕的責任分配方式就是高舉孝道、倫理等大旗，將全部的照護責任強壓在媳婦、家族中位階較低的女性或經濟成就較差者身上。

　　一般來說，一個被照護者每個月的支出約15,000元，看護費用約25,000元；若由家人全職照護的機會成本粗估為30,000元（介護離職的情況下，不離職的薪水即為機會成本），等於每月要花費4至4.5萬的照護費用。

　　面對少子化與小家庭化的未來，由家人承擔全部照護責任並不是最佳的方案，比較好的作法是導入日間家庭照護人手（計時制的台籍家庭幫傭、家庭托顧）、日照中心（約15000／月）、小規模多機能或

長照中心等協力，白天借用日照中心的照護能力，晚上由居家照護服務員到府協助運動、盥洗，其餘照護工作再由家人分攤，不僅可以減輕全由家人照護的壓力，被照護者還能透過日照中心拓展社交生活，一舉多得。

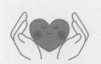

家庭照護會議的討論重點

　　根據中華民國家庭照顧者關懷總會的建議，家庭會議討論的重點應包含如下：

- 照顧所需的開支？目前有什麼補助、保險可以申請？

- 可能的支出費用？包括：住院期間的看護費用、聘請外籍看護或送照護機構的費用、醫療自費項目、醫藥及病床費用的部分負擔、副食品或營養品費用，以及如輪椅、助行器、便盆椅、尿壺、氣墊床、抽痰器或氧氣供給等輔助用具的開支。

- 照顧所需要的技巧及能力？是否可以在家照顧，還是須送到護理之家、養護機構、日間照顧中心等單位代為照顧？

- 長輩的意願？務必與當事者充分溝通。

- 社區裡有無資源可以運用？到醫院或復健中心的交通是否方便？

- 照護工作如何分工？由誰擔任主要照顧者？其他家人可以如何協助？

- 是否申請外籍看護？若要請外籍看護，必須看條件是否符合申請資格？

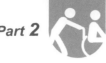

2.如何選擇適合的照護服務？

若選擇將被照護者送往安養中心或照護機構的話，首先必須了解國內的安養照護機構有哪些？各自的功能為何？所需負擔的費用為何？政府有無相關的補助？被照護者的身體狀況評估，以及被照護者的意願等。不能貿然送往連自己都不了解的安養或照護機構。

按服務類型，台灣當前的照護服務大致可分為三大類：機構式、社區式與特殊性。

機構式：全天候長期照護

機構分類	護理之家 護理機構	長期照護機構 老人福利機構	養護機構 老人福利機構	榮民之家 隸屬退輔會
收住對象	・日常生活需要協助者。 ・有插管路（尿管、氣切管、胃管）或慢性傷口問題的老年人。	・與護理之家相似。 ・照護對象為不需要複雜醫療護理技術（如不收住氣切個案）。	・生活自理不便者。 ・不帶管路者。	・生活上可自理，但需要他人照護之榮民。
服務模式	・由護理人員24小時全天候照護。	・由護理與非護理人員24小時全天候照護。	・由護理與非護理人員24小時全天候照護。	・由護理與非護理人員24小時全天候照護。
主管機關	・各縣市政府衛生局。	・各縣市政府社會局。		・退輔會。

社區式：長期照護服務

a.居家照護

服務對象	服務項目	服務內容
出院返家後，仍需專業醫療人員到府服務者	居家護理	護理人員或醫師定期前往個案家中訪視，協助家屬解決照護上的專業問題。
	社區物理治療	物理治療師至無法前往醫院進行復健治療者家中，協助指導家屬對被照護者進行物理治療、評估與改善居家環境，讓被照護者可以掌握居家環境，提升生活自主性。
	居家職能治療	職能治療師前往被照護者家中，評估其需求後，擬定治療計畫，協助被照護者以現有活動能力進行可從事的活動、維持活動力、延長在家居住時間，並預防失能惡化。
	居家營養	營養師到被照護者家中評估其營養需求、擬定菜單，並教導、製作烹飪被照護者的食物。
出院返家後，由非專業人員提供日常生活服務者	居家服務	照護服務員依被照護人失能的程度，提供日常生活服務，如家務打掃、陪同就醫、協助沐浴、陪同散步等。
	送餐服務	針對獨居老人的服務，有定點用餐與專人派餐等模式。
	電話問安	針對獨居老人，由志工或專員不定期致電問候，了解其居住和生活狀況，避免不幸或意外發生。

b.日間照護

服務對象	服務內容
日常生活可自理，但白天需要照護服務，晚上可返家的老人。	類似學齡前孩童，白天前往幼稚園晚上由家人接回。

c.特殊性（長期照護服務）

所謂特殊性的照護機構乃指提供植物人或失智、失依、失能老人的特殊照護單位，如創世基金會。

如何挑選合適的特殊性照護單位？

首先要**確認被照護者的實際需要**，建議直接尋找專業人士或醫療機構洽詢，舉凡固定就診之醫療機構的醫護人員、醫院社工或是社會福利機構的社工人員都可以請教。

此外，各縣市政府也有長期照護管理中心可直接前往或致電詢問。其次是**確認家族人力與物力狀況**，盡量客觀評估家人可以負擔的照護程度。若經濟狀況或人力許可，且被照護者的失能狀況輕微，可

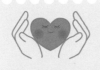

如何挑選／判斷安全照護機構？

除了檢視該單位是否通過認證優良「No-Lift Policy」安全照護機構認證（http://www.cspha.org.tw/good/1.html）外，亦可在實際參訪安養照護機構時，用心觀察照護人員搬運被照護者是以輔具協助較多，還是以徒手搬運為主！

若機構中多以輔具協助被照護者的個人行動（*如移位腰帶、移位滑板、移位滑墊、翻身帶、電動移位機等*）、個人照顧與保護（*如洗澡椅、洗澡床、馬桶增高座等*）、個人醫療（*如復健健身設備、生理監視器等*），又有足夠的逃生滑墊、逃生滑椅、軟擔架、離床警報器、無線叫人鈴等設備，便是較能夠讓人安心的安全照護安養／養護機構。

以考慮結合日間照護與居家照護，未必要送往安養機構。讓被照護者生活在既有的社交網絡，「在地老化」是比直接送往安養醫療機構要來得妥善的照護方式。

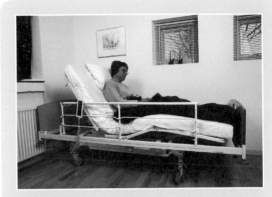

▲ 流暢寬敞的安養環境，能為被照護者帶來安心與信任感。

第三是**直接前往安養護機構參觀、詢問**。前往之前，可先上網搜尋相關機構的資料，或詢問其他已經入住者的建議，再實際前往參觀了解。

請注意，所選擇的安養護機構必須是政府合法立案，擁有立案證書或開業執照的正規單位，照護單位必須擁有完善的公共安全設備，如消防器材、逃生門、緊急呼叫系統等。

參觀時，須留意照護單位的軟硬體設備是否符合通用設計或無障礙空間的規劃原則，如地板應全面使用止滑材質、建材須為防火材質、扶手充足、地面須平坦等，此外，空間設計是否太過擁擠、私密性是否良好、照明是否充足、動線是否流暢寬敞、環境是否乾淨整潔，以及食器、廚房、食物是否乾淨、安全等也是觀察的重點。

除環境外，照護人員是否為合格護理師或經過專業訓練？照護人力比例是否符合規定？照護人力是否充足？工作態度如何？是否有緊急醫療門診或醫療支援系統協助？等問題也很重要。參觀機構時可透過觀察／計算照護者人數、詢問後送系統等來取得資訊。

建議參觀時還要注意院內被照護者的身心狀況是否良好？被照護

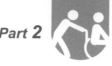

者有無跌倒受傷的狀況？院內的活動是否多樣、充足？等評估條件。

　　最後是挑選符合「安全照護」標準的安養護機構。擁有「安全照護」認證標準對家屬與被照護者來說，都是一種保障。「安全照護」能減少照護者的職業傷害、請假狀況與離職率，穩定的照護人員能為被照護者帶來安心與信任感。

　　參考資料：「長照服務法」、「護理機構分類設置標準」、「老人福利機構設立標準」。

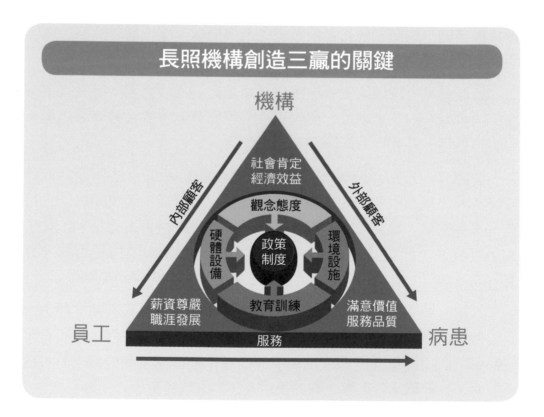

3.申請外籍看護的準備與溝通方案

在台灣，現階段，外籍看護不是有錢或想請就能夠聘請的，依規定，申請者必須持有政府單位核發的重度身心障礙手冊，認定屬於「特定身心障礙」（包括平衡機能障礙、智能障礙、植物人、失智症、自閉症、染色體異常、先天代謝異常、其他先天缺陷、精神病多重障礙）項目者，亦或是被照護個案得經合格醫院（限公辦公營之公立醫院、精神科醫院評鑑合格以上醫院、新制醫院評鑑優等以上醫院、醫院評鑑優等[醫學中心]、醫院評鑑合格[區域醫院]以上或醫院評鑑優等[地區醫院]之醫院）的醫療團隊評估，確定需要24小時照護，並獲得開具巴氏量表、病症暨失能診斷證明書，簽註罹患特定病症項目。如若被照護者在身心障礙手冊中登錄為植物人，或經巴氏量表評估數值為零，且在6個月內無法改善狀況者，可多增聘一位外籍看護。

提出申請者必須是被照護者，或被照護者的配偶，或直系血親、三等親以內之旁系血親、一等親內之姻親、祖父母與孫媳婦、祖父母

聘僱外籍看護資格點數計算表

幼兒	年齡	未滿一歲	未滿二歲	未滿三歲	未滿四歲	未滿五歲	未滿六歲	
	點數	7.5	6	4.5	3	2	1	
老人家	年齡	90歲以上	80歲以上	79歲以上	78歲以上	77歲以上	76歲以上	75歲以上
	點數	7	6	5	4	3	2	1

註：上表計算方式，限共同生活之親屬，並符合親等限制者，合併計算達16點以上，始獲聘僱外籍看護資格。

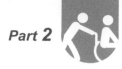

與孫女婿。依醫院開立的申請證明或特定重度身心障礙手冊，向長期照顧管理中心進行本國看護推介與資料審核後，再由勞動部勞動力發展署核發外籍看護招募許可函，才可以聘請外籍看護。

◎怎麼找外籍看護？

可洽勞動部在全台各地設立的「直接聘僱聯合服務中心」（http://dhsc.wda.gov.tw/addCounter.dh?one=add&kind=ch）或請人力仲介公司推介媒合。大部分申請外籍看護的雇主都會選擇委託人力仲介公司，因此如何挑選優良的人力仲介公司非常重要！可以先到**職訓局網站查詢準備委託的仲介公司是否合法、近期有無違規或受罰**。另外，亦須查核仲介公司在入境前後的服務內容、有無協助雇主挑選合適外籍看護的能力和意願、如何協助雇主處理外籍看護逃跑的問題、能否找到合適人員暫時接手、看護不適任時的更換是否需要另外付費或會不會蓄意延宕等。

請記得，在正式簽約之前，合約至少有3天的審閱期，雇主與仲介公司為定型化委任合約，業務員必須向雇主說明合約條文，合約內容需載明收費金額、退費方式以及外國人未能向雇主報到時的相關違約金；另外，**合約也要明訂仲介會提供多少名外籍看護供雇主選擇與看護入境後親訪與電訪的次數**。

外籍看護由於語言和文化的隔閡，加上必須天天24小時貼身照護被照護者，入住雇主家後，勢必會有磨合期或適應不良等狀況，故而聘用外籍看護時，不要抱持過高的期待，要有承受挫折與接納彼此之差異的心理準備。

實際聘僱之前，首要考慮被照護者的狀況，若全天候臥床且需要

翻身、拍背，就要選擇有照顧經驗的人；語言有差異，就選擇會國語或台語的人；希望會煮食，就找曾在新加坡、香港或華人家庭幫傭過者。當然，要求條件越多，會越符合雇主的需要，但相對地，人選就比較少，建議排定條件的優先順序，哪些是一定要有的、哪些是可有可無的，這樣，選擇就會比較多。

還有最後要提醒一點，外籍看護入境前，一定要先和雇主、**家人與被照護者排定好工作時間表或項目**，並請仲介公司**翻譯成雙語版**，幫助外籍看護馬上上手，避免看護無所適從。身為雇主者，不要單方面期待外籍看護能有專業、愛心與耐心，自己也應對外籍看護有一定的耐心與愛心包容。

◎花錢請看護，為什麼還需要安全照護？

看護也是人，在長時間必需徒手搬運的情況下，因照護壓力沉重而逃跑的情況時有所聞，所以不是請個外籍看護，把照護工作全都丟給對方就沒事了。**導入安全照護，可以降低看護的工作強度、提升留任率。**

未來，台灣是否能確保外籍看護持續輸入也是一大問題，主要人力輸出國，印尼已經即將停止輸出家庭幫傭列入政策。眼前，不只台灣有看護人力短缺的問題，鄰近各國（如香港、新加坡等）也都面臨本國照護人力缺乏，紛紛以優渥條件來吸引外籍照護人力，台灣是否能夠吸引看護人力來台受到嚴重考驗。

加之，近年來，台灣總體經濟低落，若持續停滯，需要照護者的家庭能否聘僱得起專門看護也是一大隱憂。過去20年，台灣的照護工作大量依賴外籍看護，但未來，厚植本土長照人力才是努力方向。

善用輔具，實施「自立支援」照護，輕鬆創造安全照護環境

輔具的全名是「輔助器具」（assistive devices），指的是以改善生活機能、促進健康為目的，在生活上使用的用具，舉凡協助移動、行走、活動、進食、穿／脫衣、工作、休閒的物品全都可以稱之。

隨著輔具發展日新月異，各式各樣可協助提升生活技能，以改善被照護者生活品質的輔具越來越多，甚至有人開始留意到照護者其實也需要輔具協助，避免長期照護所造成的身體創傷（如MSD），於是出現了「安全照護輔具」。

1.什麼是輔具？

使用輔具是為了保障被照護者的安全、增加生活便利性，可增進被照護者的獨立性和移動能力，協助被照護者能夠如常參與日常生活、維持社交，藉此改善生活品質，延緩失能或老化的發生。而安全照護輔具的功能除上述外，還能減輕照護者的負擔、避免工作傷害與被照護者因不當照護造成的身心二次傷害。

輔具的種類成千上百，牽涉到的層面甚廣。按照國家標準，輔具依「主要任務功能」可分為十一大類，分別是個人醫療輔具、技能訓練輔具、矯具與義具、個人照顧與保護輔具、個人行動輔具、居家生活輔具、住家及其他場所之家具與改裝組件、溝通與資訊輔具、物品與裝置處理輔具、工具、機器與環境改善輔具與休閒輔具。本書以介紹日常照護中最重要，以及和安全照護相關的輔具為主。

當家中有被照護者時，要謹記一個觀念——**協助被照護者的日常生活起居活動時，能使用輔具的就不要徒手**，記住借力使力的概念，切莫覺得徒手搬運比較省事、快速。疲勞和傷病是一點一滴的累積在身體裡，等到身體出現異狀，再來修復，恐怕曠日廢時也得不到良好的復原。最好從一開始就導入「使用輔具進行照護」的正確觀念，既保護被照護者，也保護照護者，避免因為照護而造成更大的不幸。

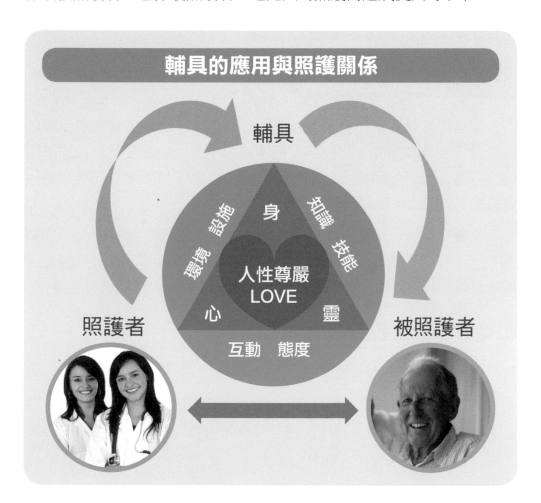

2.善用技巧與輔具，避免照護傷害

安全照護輔具除了可提升被照護者的生活自理能力，在安全的前提下讓被照護者的移動、活動以維持或減緩退化外，同等重要的是：保護照護者免於照護傷害。

安全照護輔具的核心宗旨就是安全、省力，利用動力或非動力的方式，借助人體工學，讓照護工作變得方便，而且能夠降低照護者發生MSD的機會。

3.選購輔具的正確原則

安全照護輔具不一定「貴就是好」，選購安全照護輔具最重要的原則是「從需求出發」。按照被照護者和照護者的身體狀況及居家環境進行評估，例如照護者的力氣不大，又必須帶被照護者爬樓梯時，選擇電動輔具比手動輔具來得合適。

需要添購輔具的朋友不需要太過擔心輔具挑選的問題，在申購輔具之前，可以先請治療師協助到府評估、致電中華安全行動照護協會或向醫院出院準備處、醫師、護理師、治療師等諮詢輔具購買建議。

◎輔具申購流程&政府補助

目前，台灣的輔具補助內容，包含榮民、職務再設計等共十一類，其中最主要的三類為：

● **十年長照計畫**：65歲以上的老年人，或55～64歲的山地原住民、50～64歲的身障人士、IADLs失能且獨居之老人。10年內最多10萬元補助。

- **職災勞工**：職業災害勞工補助及核發辦法，每年最多6萬元與四項輔具補助。

- **身障人士**：身心障礙者輔具費用補助辦法、身心障礙者醫療、復健所需醫療費用及醫療輔具補助辦法。2年內最多四項輔具補助。身心障礙人士，取得身心障礙鑑定醫療機構的診斷證明書、評估建議書，確認有安裝與使用輔具之需求，經治療師評估並給予建議後購買輔具，再由治療師開立合格檢驗證明書向政府申請，取得輔具購買補助公文，政府就會依其經濟狀況提供金額不等的生活或復健輔助器具補助，2年內可補助四項。

因各縣市服務對象認定與詳細補助金額略有不同，詳細資訊可至衛生福利部社會及家庭署輔具資源入口網輔具服務整合專區（http://repat.sfaa.gov.tw/system/index.html），或致電各縣市輔具資源中心，輔具補助核定及請款流程請見附錄。

輔具不知道可以用多久，可以租借嗎？

有些需要添購輔具的家庭因為經濟考量，而無法添購高價而便利性的電動輔具。未來長照法通過後，會有更完善的輔具租賃服務。

目前需要租賃輔具的人可以至輔具資源入口網的租賃單位（http://repat.sfaa.gov.tw/06service/ser_d_list.asp）尋找相關資訊；如需借用輔具，也可以參考輔具資源入口網的借用單位（http://repat.sfaa.gov.tw/06service/ser_d_list.asp）。其他，如財團法人伊甸社會福利基金會、行無礙協會也有提供短期輔具的借用服務，都可以提供社會支援。

4.如何判斷輔具的安全性？

輔具若屬於醫療器材者（醫療器材有分級，輔具通常屬於一級或二級，差別在於侵入性、診斷治療、是否用電等，二級標準較一級嚴苛），即需要通過國家測試標準，擁有衛署字號，且販售醫療器材的商家必須擁有「販賣藥商許可執照」。購買時，可請商家提供相關證明。若仍不清楚，可至衛生福利部食品藥物管理署網站（www.fda.gov.tw）查詢。

另外，也可以多聽聽其他使用者或專家的意見，如請教評估輔具的治療師、了解被照護者狀況的醫師或護理師、其他被照護者家屬等的建議，選擇合適、符合人體工學、沒有安全疑慮的輔具。

購買時，不妨讓照護者與被照護者親身體驗，共同操作，親自感受使用的舒適度和實用度，也是不錯的方法。

貨比三家、多多請益、親身試用，把握這三項原則，應該就能挑到合適且安全的安全照護輔具了。

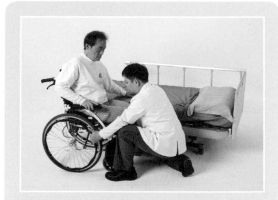

▲ 挑選輔具可先向治療師等專業人士諮詢再進行試用，以挑選適合自己的輔具。

Part

3

安全照護輔具的應用

- 打造無障礙空間 安全照護輔具&居家輔具介紹
- 安全照護輔具的使用方式介紹
- 減少照護二次傷害，老後安居，40歲就部署
  終身宅，善用通用設計環境
- 打造安全照護環境無障礙設施

打造無障礙空間
安全照護輔具&居家輔具介紹

　　在這一章，將簡單介紹日常生活中常用的安全照護輔具，依照輔具補助分類，介紹輔具名稱、主要功能、操作方法、適用對象，並搭配圖示示範如何利用該輔具達到安全照護的效果。

一、個人行動輔具

① 多功能移位腰帶　**移位必備入門輔具**

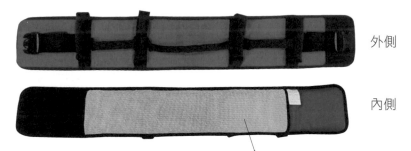

外側

內側

專利PER止滑網

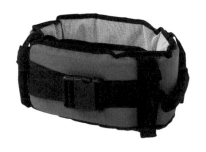

● 主要用途

1. 提供照護者協助被照護者移位時的安全握把，取代抓褲頭。
2. 幫助照護者協助被照護者行走、上下樓時抓握，預防跌倒、前傾。
3. 被照護者在座椅、輪椅上時，可作為安全約束帶使用。

價格：★★☆☆☆

操作方法

● 坐姿→站立移位支撐 　　● 行走／上下樓預防跌倒 　　● 輪椅防跌

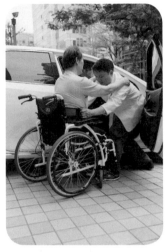
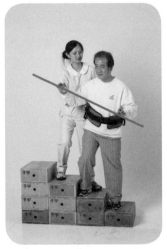
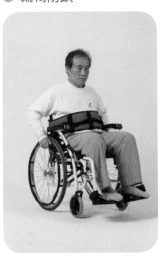

將移位腰帶繫在被照護者腰際，扣緊扣環後調整至合適寬度。

依執行動作選擇照護者方便施力的部位把手，雙手抓握，進行移位、協助行走等。

做安全約束帶時，將扣環扣於輪椅背面，調整至合適長度後扣緊。

安全照護
・握把舒適好施力，可承受150kg拉力，保護手腕不受傷。
・不必使用大型的移位設備，即可完成起身、轉位等動作。

● 貼心設計
・不占空間，易於收納及方便外出攜帶。
・臀部位置採PER止滑網，加強磨擦力，可防止腰帶滑動。
・材質柔軟，被照護者感受舒適。

● 適用對象
・可維持坐姿平衡，且可自力讓臀部稍微離開椅面之被照護者。

② 硬式搬運移位滑墊（長）　仰躺平移必備輔具

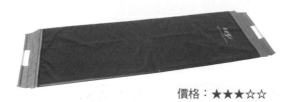

價格：★★★☆☆

● **主要用途**

1. 協助在兩個平面間輕鬆移位，例如：從病床移位到推床、高背輪椅、X光照射台、手術台、洗澡床、擔架等。

操作方法

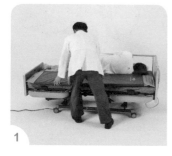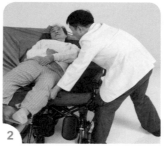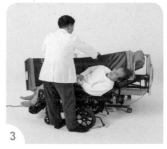

1 被照護者側身，置入移位滑墊。

2 被照護者平躺於滑墊，照護者從側面施力推移病患。

3 被照護者側身，取出移位滑墊。

安全照護

・以水平施力取代垂直施力，即使被照護者全癱，移位也可以不用抬舉。
・無需使用大型搬運設備，即可輕鬆完成平面間移位。

● **貼心設計**

・超滑材質，省力好推移。
・可摺疊、靠牆，方便收納。

● **適用對象**

・無法維持坐姿平衡之被照護者。

③ 軟式搬運移位滑墊（短）　　床面移動的好幫手

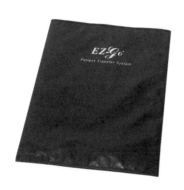

● 主要用途
1. 協助輕鬆進行床面上下左右移位，例如：將被照護者往上移，躺回床頭。
2. 搭配移位滑板，協助被照護者床和輪椅間的移位。

價格：★★☆☆☆

操作方法
● 床面平移
1. 被照護者側身，在其臀部置入移位滑墊。
2. 照護者對被照護者施力，移動至合適之位置。
● 搭配移位板
1. 將移位滑墊置於移位板上，減少摩擦力，協助平行移位。

安全照護
‧以水平施力取代垂直施力，不用拉抬手臂也可以調整位置。
‧無需使用大型搬運設備，即可輕鬆完成被照護者移位功能。

● 貼心設計
‧超滑材質，省力好推移。

● 適用對象
‧床面平移－適合所有狀況被照護者。
‧搭配移位板－適合可維持坐姿平衡的被照護者。

④ 6-WAY多功能專利移轉位滑墊　高C/P值入門輔具首選

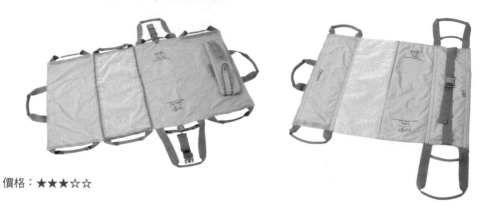

價格：★★★☆☆

● 主要用途
1. 單人或雙人皆可操作，協助被照護者上下左右安全移位。
2. 協助被照護者翻身、拍背，避免滋生褥瘡。
3. 協助被照護者輕鬆起身。
4. 協助被照護者轉位。
5. 作為移位腰帶，協助轉移位。
6. 作為緊急逃生滑墊。

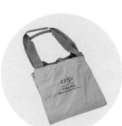

安全照護
· 6-way設計多組舒適的安全把手，使用單一輔具即可完成最頻繁之移位／起身／翻身／轉位等動作。

● 貼心設計
· 底層採低摩擦係數、表層為防水透氣，可作為保潔墊使用。
· 臀部位置採專利PER止滑網，防止被照護者滑動，並可拆卸清潔更換。
· 承載重量：150公斤，設計輕巧，方便外出攜帶。

● 適用對象
· 各種狀況之被照護者。

操作方法

● 床面移位

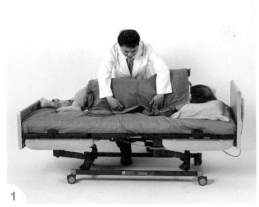

1
被照護者側身，將6-way置入被照護者身體下方。

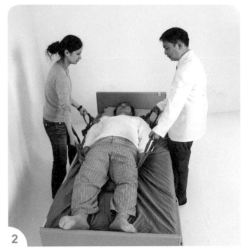

2
單人／雙人利用6-way各組把手，協助被照護者水平移動。

● 翻身

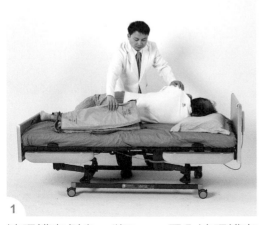

1
被照護者側身，將6-way置入被照護者身體下方。

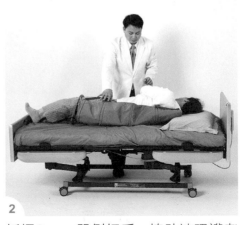

2
抓握6-way單側把手，協助被照護者翻身。

x

● 起身

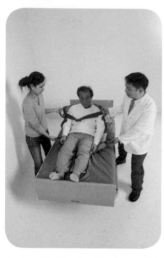

● 轉身

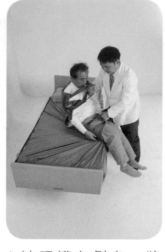

● 當移位腰帶

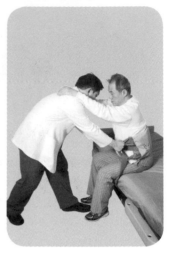

1. 被照護者側身，將6-way置入被照護者身體下方。

2. 扣緊胸部安全帶。

3. 單人／雙人抓握被照護者胸部兩側長把手，協助起身。

1. 被照護者側身，將6-way置入被照護者身體下方。

2. 扣緊胸部／頭部安全帶。

3. 用一手穩定被照護者上半身，而另一手抓握6-way底部的把手，協助被照護者進行轉身。

1. 將6-way摺疊，防滑面朝外，作為移位腰帶。

2. 將安全扣環扣緊，並調整至適當寬度。

3. 抓握兩側長把手，協助被照護者移位。

● 當逃生滑墊

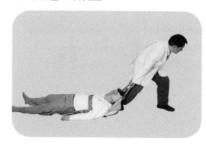

1. 將6-way置入被照護者身體下方後，將被照護者移至地面。

2. 扣緊胸部／頭部安全帶。

3. 拖／拉頭部之把手，協助被照護者緊急逃生。

⑤ 隨身照護包

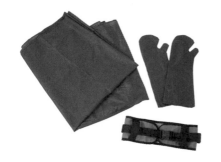

● **主要用途**

內含簡易移位腰帶、移位滑墊、移位手套。協助進行床面水平移動、提供移位時的安全握把支撐、方便整理衣物等。

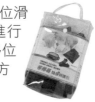

價格：★★☆☆☆

操作方法

● 簡易移位腰帶

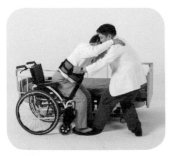

與第120頁的多功能移位腰帶相同。

● 移位滑墊

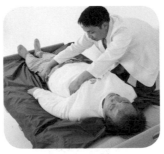

1. 將被照護者側身，塞入滑墊後躺正，再將滑墊覆蓋整個床面。
2. 照護者將被照護者在床面上水平移動。

● 移位手套

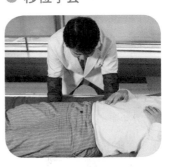

照護者雙手戴上手套，利用手套的滑潤材質，方便將手伸進被照護者身體下方，整理衣物皺褶、換尿布、整理床面等。

安全照護

‧握把舒適、好施力，保護手腕不受傷。
‧輕鬆滑動移位、照顧被照護者，降低照護者腰椎必須承受的壓力。

● 適用對象

‧各種狀況之被照護者。

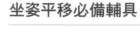
⑥ 蝴蝶移位滑板　　　　坐姿平移必備輔具

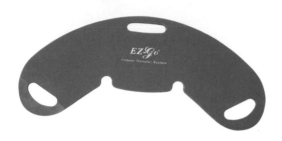

● **主要用途**

以滑板當作橋樑，協助兩個平面間的移位，包括輪椅⇄床、輪椅⇄馬桶、輪椅⇄浴缸等。

價格：★★☆☆☆

操作方法

● 照護者協助

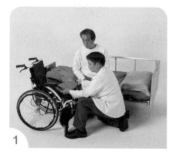

1

被照護者呈坐姿側身，照護者將移位滑板塞入其臀部下方。

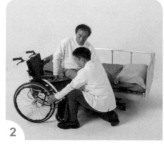

2

照護者呈高跪姿，以腹部頂住被照護者膝蓋，避免其前傾跌倒。被照護者在照護者協助下移位。

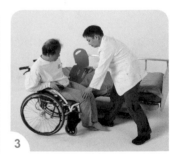

3

被照護者側身，卸除移位滑板。

安全照護

‧以水平施力取代垂直施力，移位免抬舉。
‧無需使用大型搬運設備，即可輕鬆完成兩個平面間移位。

● 被照護者自行操作

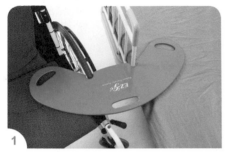

1

側身將移位滑板定位。

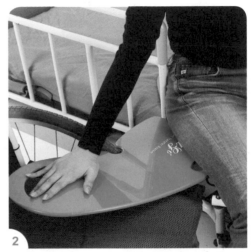

2

以上半身力量支撐，滑至目的地後，卸除移位滑板（以手壓住滑板遠端，可增加移位的穩定度）。

● 貼心設計

· 三個把手設計，單人即可簡易操作，便於攜帶。
· 特殊弧度設計，可適應不同造型或扶手無法拆掀之輪椅。
· 高密度特殊塑膠材質，表面低摩擦光滑處理、底部止滑。
· 承載重量：130公斤。可整片沖洗，易於清潔維護。

● 適用對象

· 可維持坐姿平衡的被照護者，若自己操作需上肢有力的被照護者。

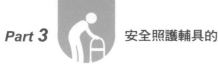
⑦ 立式移位轉盤（地板／浴室用）　靈敏輕鬆的轉位輔具

● **主要用途**

放置在地板上，照護者以腳轉動轉盤，可輕鬆將被照護者轉位。

價格：★★☆☆☆

操作方法

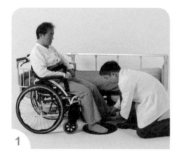

1

被照護者坐著，腳放置移位轉盤上。

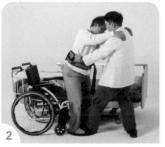

2

搭配移位腰帶，照護者扶起被照護者，以腳力操縱移位轉盤，將被照護者轉至目的地。

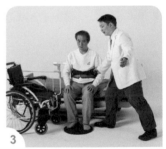

3

幫助被照護者緩慢坐下。

安全照護

‧利用移位轉盤靈敏的特性，迅速輕鬆地完成最容易受傷的轉位。

● **貼心設計**

‧採用防滑、防水材質，浴室也可使用。

‧承載重量：150公斤。

● **適用對象**

‧可維持坐姿平衡，自力讓臀部稍微離開椅面的被照護者。

⑧ 坐式移位轉盤（輕鬆上車／上椅／上床）　靈敏輕鬆的轉位輔具

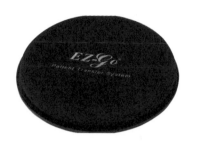

● 主要用途

放置在床上、車上、椅子上，照護者轉動坐墊，即可輕鬆將被照護者轉到各種角度。

價格：★★☆☆☆

操作方法

● 轉身上床

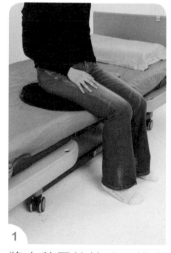

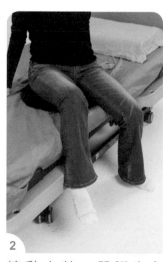

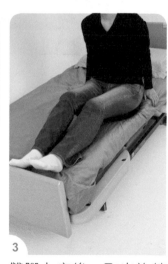

1
將坐墊置放於被照護者臀部。

2
轉動坐墊，單腳先上床。

3
雙腳上床後，取出旋轉坐墊。

● 出入汽車轉身

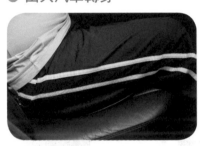

1. 將轉盤置放於被照護者臀部。

2. 照護者穩定被照護者上半身後，轉動轉盤將被照護者轉至所需之角度。

3. 取出轉盤。

● 安全照護

· 避免因不當轉位導致照護者下背部疼痛及被照護者二次傷害。

● 貼心設計

· 柔軟透氣的材質，可久坐。

● 適用對象

· 可維持坐姿平衡之被照護者。

⑨ 照護翻身帶　　　　　　　　　**單人即可省力翻身、拍背**

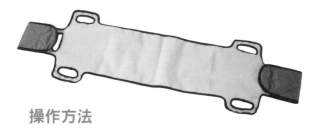

● **主要用途**
協助翻身、拍背、固定及起身。

價格：★★☆☆☆

操作方法

● 翻身固定、拍背

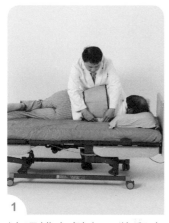

1

被照護者側身，將翻身帶置於其肩部下方。

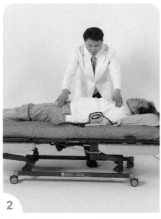

2

左手扶著被照護者的膝蓋彎曲，右手拉著翻身帶把手，輕鬆幫助被照護者翻成側身狀態。

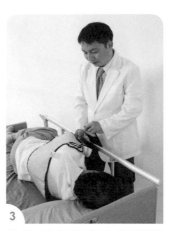

3

將把手上的魔鬼氈繞過床欄黏住，可幫助被照護者側身固定，拍背。

安全照護

· 可協助翻身、固定，以便照護者進行拍背、更換床單、清潔便溺等動作。
· 利用把手，不直接拉抬被照護者肢體，避免二次傷害。

● **貼心設計**
· 節省人力、單人可起身。
· 利用魔鬼氈固定於床欄，照護者不用扶住被照護者，雙手皆可工作。

● **適用對象**
· 必須臥床之被照護者。

⑩ 落地型移位機

省力、靈活穿梭於各場所間的輔具

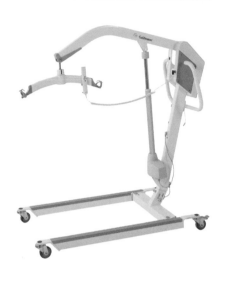

● **主要用途**

在不同設備、空間中移動被照護者。

安全照護

· 藉由電動設備移動被照護者，照護者無須出力，就可將被照護者移動到不同的場所。

● **貼心設計**

· 可靈活於各場所／空間中移動。

· 底座離地距離低，方便深入低底座床架。

· 具備緊急停止與下降裝置，電力不足時備有輔助按鍵，可安全下降。

● **適用對象**

· 無法維持坐姿平衡之被照護者。

價格：★★★★★

....

操作方法

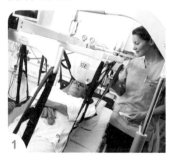

1

將**懸吊帶**置入被照護者身體下方。

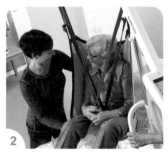

2

操作電動移位機，將被照護者吊離床面。

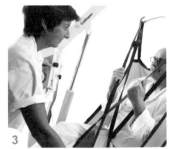

3

將移位機與被照護者推至目的地後，操作**移位機**下降。

⑪ 懸吊式電動移位機

靈活省力，不受空間限制

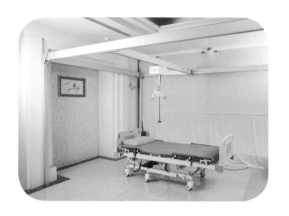

● **主要用途**

在不同設備、空間中移動被照護者；協助被照護者復健學步。

價格：★★★★★

操作方法

● 移位

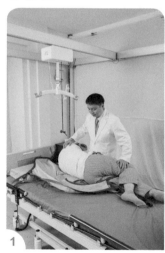

1

將懸吊帶置入被照護者身體下方。

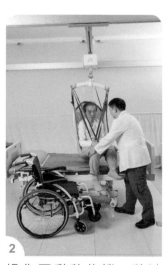

2

操作電動移位機，將被照護者吊離床面。

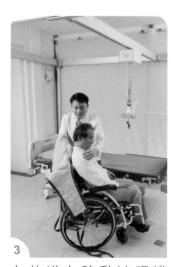

3

在軌道上移動被照護者，移至目的地後，操作電動移位機下降，將被照護者降到目的地。

● 學步、復健

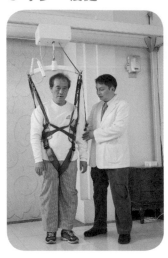

1. 使用復健專用懸吊帶。
2. 練習學步,或在治療師指導下進行復健動作(如搭配彈力球等)。

安全照護

1. 藉由電動設備移動被照護者,照護者不必出力就可將被照護者移動到不同的場所。
2. 安全學步/復健,不怕跌倒。

● 貼心設計

· 不受房間、床邊等地面空間限制,適合狹小空間。
· 軌道可依空間規劃施工設計,轉彎、分軌、延伸至廁所皆可。
· 具備緊急停止與下降裝置,電力不足時備有輔助按鍵,可安全下降。
· 秤重功能,可在移位過程中記錄體重變化(選配)。

● 適用對象

· 無法維持坐姿平衡之被照護者。

⑫ 坐臥兩用水平移位搬運推床　　一機兩用，省去床、輪椅間移位

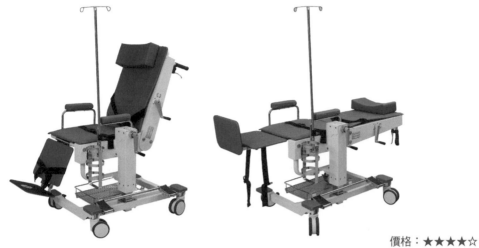

價格：★★★★☆

● 主要用途

1. 床面可水平移動，無需另用輔具移動被照護者。

2. 可當床，也可以當座椅，無需另外移位到輪椅。

操作方法

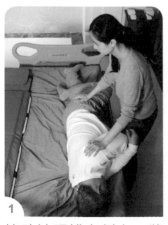

1

協助被照護者側身，將推床推靠床邊。

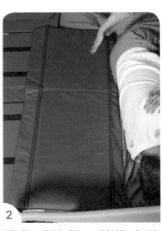

2

操作手搖桿，將推床往前推移至床中間、推床床面塞入被照護者身體下方。

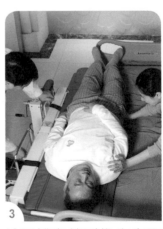

3

被照護者躺到推床床面上，以搖桿操作，將被照護者與推床床面移回初始位置。

137

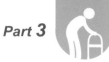

安全照護

· 手搖式省力水平移位設計，不需抬舉，即可輕鬆幫助被照護者移位。

· 床面可垂直升降，可配合任何輪椅、病床高度，方便省力。

● 貼心設計

· 椅背角度可任意調整，提高被照護者舒適度。

· 移伸縮折疊式腳踏板，可依被照護者身長調整。

· 中央鎖控剎車設計，車輪可固定直行或360°自由旋轉。

· 含安全約束帶三組、IV點滴架、頭枕及氧氣筒置放架等。

● 適用對象

· 無法維持坐姿平衡之被照護者。

---

⑬ 腋下拐

輔助行走，減輕肢體負荷

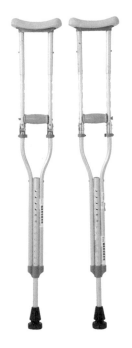

● 主要用途

提供穩定，協助分擔下肢承重維持平衡。

操作方法

1. 拐杖長度－從被照護者小腳趾斜前方15公分處至腋下2～3指幅寬的距離。
2. 扶手位置－被照護者握住扶手時，手肘彎曲20°～30°的位置。

● 適用對象

單或雙側下肢無力、需要下肢減輕承重的被照護者。

價格：★☆☆☆☆

⑭ 前臂拐

提供安全又穩定的行走方式

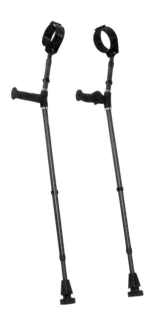

● **主要用途**
 　提供穩定，協助分擔下肢承重維持平衡。

操作方法
1. 拐杖長度－從被照護者小腳趾斜前方15公分處至手肘下方2.5公分的距離。
2. 扶手位置－被照護者握扶手時，手肘彎曲20°～30°的位置；前臂扣環的高度在前臂較靠近手肘處的位置。

● **適用對象**
 　單或雙側下肢無力、需要下肢減輕承重的被照護者。

價格：★☆☆☆☆

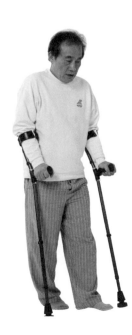

⑮ 手杖／助行器　　輔助行走，減輕肢體負荷

一般手杖

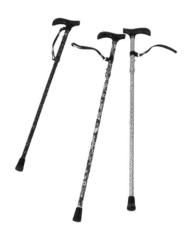

● **主要用途**

提供穩定，協助分擔下肢承重維持平衡。

操作方法

・拐杖長度－從被照護者小腳趾斜前方15公
分處至雙手自然下垂時手腕處的距離。

● **適用對象**

可自由行走，但平衡感、協調性較差者。

價格：★☆☆☆☆

- -

四腳手杖

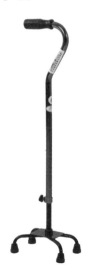

● **適用對象**

中風病人、復健初期或輔具剛由助行器轉為
手杖者。

價格：★☆☆☆☆

帶輪型助步車（助行椅）

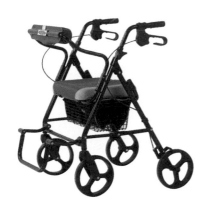

● **主要用途**

具有四腳輪，可提供適度的穩定性，且附有手控煞車裝置，將把手向下扳動即可固定車輪。

● **適用對象**

有行走能力，但下肢功能較弱，行走時需上肢協助，且認知能力、手部抓握能力能夠穩定控制煞車者。

價格：★★☆☆☆

多功能助行器

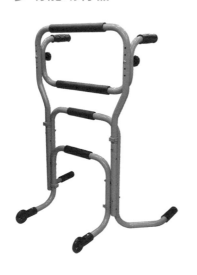

● **主要用途**

一般助行器，每次使用時需要以雙手抬起，對協調性較差或肌無力情況嚴重者容易造成跌倒，也造成學習使用上的困難。此時不妨改選用前腳附輪，行走時安全滑行，亦可作為床邊扶手，協助躺臥、起坐，能提高被照護者的使用意願。

● **適用對象**

有行走能力，但下肢功能較弱，行走時需上肢協助，且手部抓握能力能夠穩定控制助行器者。

價格：★★☆☆☆

二、個人照顧與保護輔具

① 洗頭洗澡椅

操作簡單，洗頭、洗澡一次完成

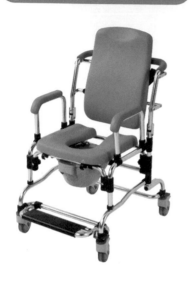

● **主要用途**
1. 洗澡椅的椅背能向後傾倒，讓被照護者輕鬆平躺著洗頭，避免洗髮水流入眼睛。
2. 附便盆，可當便盆椅。

● **適用對象**
‧ 可維持坐姿平衡之被照護者。

價格：★★★☆☆

操作方法
1. 將扶手拆除，讓被照護者平行移位在洗頭洗澡椅上坐定。
2. 用安全帶固定被照護者，避免前傾或滑落。
3. 依需求能調整椅背傾斜度，即可開始洗頭、洗澡。

安全照護
‧ 扶手可拆，方便被照護者平行移位。
‧ 附安全帶，避免被照護者跌倒，發生二次傷害。

● **貼心設計**
‧ 採用PU軟式座墊，提高被照護者舒適度。
‧ 洗頭、洗澡、如廁可一次完成，並可直接在臥房、浴室間移動，省去多次移位的工作。

② 雙掀扶手轉盤有背洗澡椅

安全、穩定，便於移位

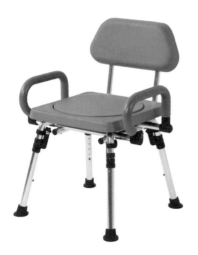

● **主要用途**
· 協助被照護者安全洗澡。

● **適用對象**
· 可維持坐姿平衡之被照護者。

價格：★★☆☆☆

操作方法

1. 座椅依被照護者身高調整至合適高度。
2. 將一邊扶手往後掀起，讓被照護者平行移位在洗澡椅上坐定後，即可開始洗澡。
3. 掀起一邊扶手，將被照護者旋轉90°（須注意維持被照護者上半身穩定），即可幫被照護者清洗背部。

安全照護

· 椅面附有360°旋轉盤，被照護者不用起身即可轉身清洗背部。
· 扶手可後掀，方便平行移位進入。
· 增加靠背，使用起來更安全。

● **貼心設計**
· 座椅高度可依被照護者身高調整。
· 採用PU軟式座墊，提高使用者舒適度。
· 可折疊，方便收納。

③ 多功能油壓升降沐浴便器椅　最省力的沐浴、如廁選擇

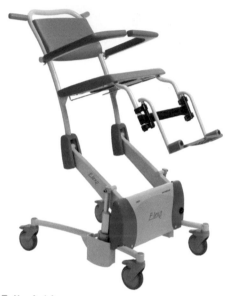

● **主要用途**
・協助被照護者安全如廁、沐浴。

● **適用對象**
・可維持坐姿平衡之被照護者。

價格：★★★★★

操作方法
1. 將一邊扶手往後掀起，協助被照護者平行移位到沐浴椅。
2. 照護者以腳部操作油壓裝置，將被照護者調整至適當高度後，即可進行沐浴。
3. 將沐浴椅移至馬桶上方，被照護者可直接如廁。

安全照護
・座椅可升降，照護者用腳踩即可控制椅面高度，不需彎腰，可避免下背部痠痛。
・採油壓裝置，幫照護者省力。

● **貼心設計**
・椅背微後傾，防止被照護者前傾或滑落。
・有頭靠設計，提升被照護者舒適度與安全度。

④ 電動升降洗澡床　適合機構的沐浴輔具

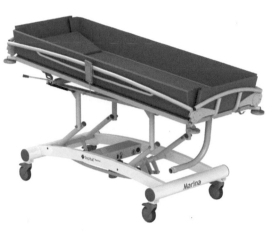

● **主要用途**
· 協助被照護者安全沐浴。

● **適用對象**
· 無法維持坐姿平衡之被照護者。

價格：★★★★★

操作方法
1. 側面護板降下，將被照護者水平移位至洗澡床。
2. 以電動控制調整適當高度、傾斜度後，即可開始沐浴。

安全照護
· 以電動控制升降，輕鬆省力，照護者不用彎腰，避免下背部痠痛。

● **貼心設計**
· 床面可傾斜，方便污水立即排出。

⑤ 走入式開門浴缸　隨心所欲享受泡澡、淋浴的樂趣

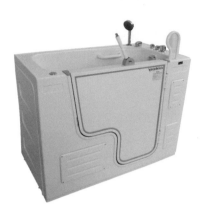

● **主要用途**
- 安全淋浴、沐浴。

● **適用對象**
- 可維持坐姿平衡之被照護者、障礙者、孕婦等。

價格：★★★★☆

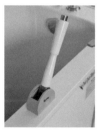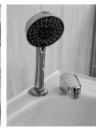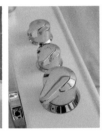

操作方法

1. 打開浴缸門，輪椅推至浴缸邊，椅面高度與浴缸座椅對齊。
2. 搭配移位滑板（詳見第191頁），將被照護者移至浴缸座椅中。關上浴缸門，即可開始放水。
3. 放水的同時，可以使用蓮蓬頭淋浴。

安全照護

- 低跨越入口，門檻高度僅13公分，方便被照護者進出。
- 浴缸門為弧形、外開設計，輪椅可直接推到浴缸邊，被照護者不須起身就可平行移位進入浴缸內。
- 採坐式泡澡，避免躺姿、站姿等姿勢轉換的過程中發生危險。

● **貼心設計**

- 具有多組扶手、底部防滑設計，預防滑倒。
- 專利鎖控把手設計，預防使用者在無意識下開門而發生意外。
- 附蓮蓬頭，可同時淋浴、泡澡，並可選擇恆溫功能。

⑥ 扶手

固定式扶手

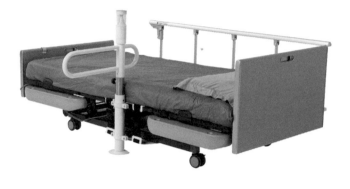

馬桶邊活動式扶手

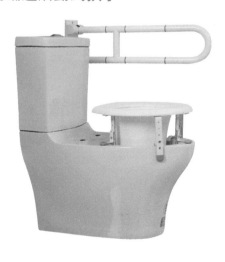

預防跌倒必備的輔具

● **主要用途**
1. 提供抓握、穩定姿勢，預防跌倒。
2. 配有照明、呼叫功能。

● **適用對象**
· 可維持坐姿平衡之被照護者。

價格：★★☆☆☆

● **主要用途**
· 提供抓握、穩定如廁起身，預防跌倒。

● **適用對象**
· 可維持坐姿平衡之被照護者。

價格：★★☆☆☆

⑦ 馬桶增高坐墊／起身椅

讓如廁起身超省力

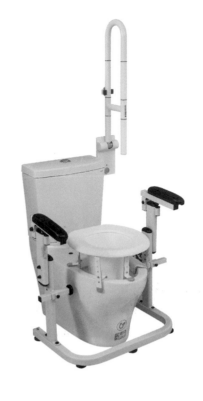

● **主要用途**
・方便坐下與起身。

● **適用對象**
・可維持坐姿平衡、下肢較無力之被照護者。

價格：★★☆☆☆

⑧ 穿襪輔具

免抬腳，輕鬆穿襪

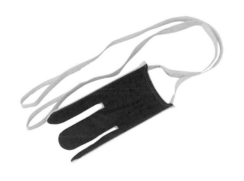

● **主要用途**
・協助穿襪。

● **適用對象**
・無法向下彎腰或抬高腳者（膝關節或髖關節活動角度受限者）

價格：★☆☆☆☆

操作方法
・將襪子套入輔具套筒，雙手握住帶子，將腳板放入被套筒撐開的襪子，再將帶子抽出套筒即可完成動作。

⑨ 長柄穿鞋輔具

免彎腰，輕鬆穿鞋

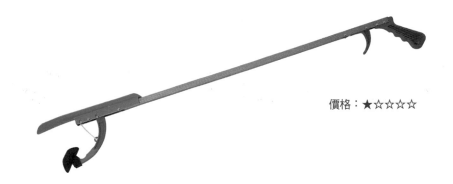

價格：★☆☆☆☆

● **主要用途**

．協助穿鞋。

● **適用對象**

．適合向下彎身或無法抬高腳者（膝關節或髖關節活動角度受限者）。

操作方法

．將鞋子套入套筒，雙手握住帶子，將腳板放入被套筒撐開的鞋子，再將帶子抽出套筒即可完成動作。

⑩ 進食輔具　　輔助自力進食，強化手部的握力

進食輔助筷／湯匙／刀叉　　價格：★☆☆☆☆

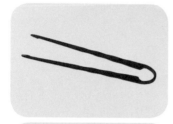 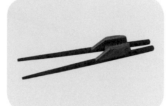 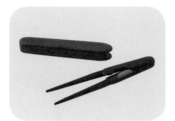

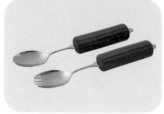 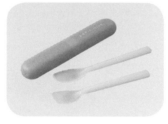

● 主要用途　　● 貼心設計

・協助進食。　　・利用角度變化、把柄加粗等，方便抓握與進食。

防嗆杯

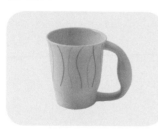

● 主要用途

・方便喝水。

● 貼心設計

・握把加粗，便於抓握。

・杯身特殊設計，防止嗆水。

價格：★☆☆☆☆

三、復健增肌輔具

① 多功能專利健身椅

復健科醫師設計，在家即可運動、復健

● **主要用途**

・增進肌力、柔軟度、耐力、心肺功能、協調性、體循環、促進功能及增進平衡等。

● **適用對象**

・樂齡族、復健者。

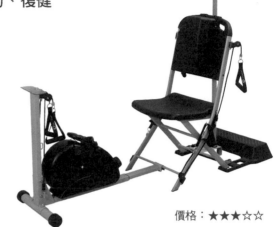

價格：★★★☆☆

操作方法

＊上肢訓練

1. 選擇欲訓練之部位：肩部、胸部、前臂、上臂。
2. 選擇合適強度之拉力纜繩。
3. 以合適、固定節奏拉纜繩，進行復健／訓練。

＊心肺功能

1. 調整腳踏車踏板至舒適之長度，以合適且固定的節奏踩踏。
2. 利用椅子後方階梯踏板進行階梯運動。

● **貼心設計**

・使用者可以循序漸進，從低拉力的運動開始，慢慢增加阻力與強度。
・獨特重量分散及止滑保護設計，提供穩定的運動基台。
・可摺疊收納，體積輕巧，不占空間。

四、居家安全照護輔具

① 撐桿式爬梯機

行動不便者上下樓的好幫手

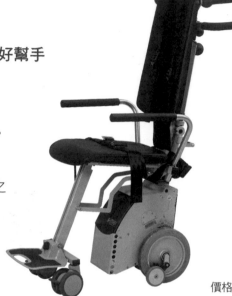

● **主要用途**
· 幫助行動不便者上下樓梯。

● **適用對象**
· 行動不便或下肢無法承重之
被照護者。

價格：★★★★★

安全照護
· 電動操作，無需人力搬抬；符合人體工學設計，可依操作者身高調整高度，保護照護者使力不當而受傷。
· 採可拆式扶手，讓被照護者可以平行移位入座。

● **貼心設計**
· 迴轉半徑小，適合老舊公寓、透天厝、三角梯等窄小空間。
· 可依需求調整爬梯速度，預設單階操作模式、傾斜角度提醒功能，避免操作不當。
· 到樓梯邊緣時，即自動剎車。
· 可拆式主體設計，方便運送及攜帶。
· 承載重量：135公斤。

操作方法

1. 拔除扶手，將被照護者平移進入移位機之後，裝回扶手。
2. 將爬梯機推到第一階階梯邊緣後，按ON／OFF鍵啟動機器。

＊下樓

1. 將爬梯機稍微向操作者傾斜約45度，推到階梯邊緣。
2. 稍微向前推，安全剎車的感應輪會讓爬梯機阻停在樓梯邊緣。
3. 按上／下鍵，方向選「下」，開始下樓。

＊上樓

1. 將爬梯機稍微向操作者傾斜約45°，後拉至階梯邊緣（大輪碰觸樓梯壁）。
2. 按上／下鍵，方向選「上」，開始上樓。

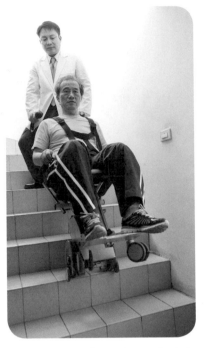

詳細操作方式請務必詳閱產品操作手冊。

Point

爬梯機租借服務專線

行無礙協會 02-2599-4649

中華安全行動照護協會 02-7751-7980

多扶接送 02-8663-9337

新北市輔具資源中心：02-8286-7045轉9 （總機）

台北市合宜輔具中心：02-7713-7760

車福服務（股）公司：02-6613-1419

② 履帶式爬梯機

適用較寬的樓梯

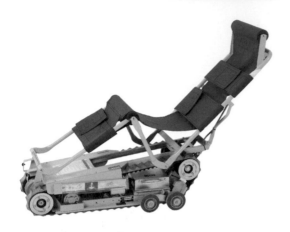

● **主要用途**
- 幫助行動不便者上下樓梯。

● **適用對象**
- 行動不便或下肢無法承重之被照護者。

價格：★★★★★

操作方法

1. 打開防傾支撐架，將被照護者移至爬梯機上，繫好安全帶。
2. 將電源開關切到「ON」。

＊下樓

1. 將爬梯機推至樓梯平台呈直角90°。將車體推動至底座紅色停止標誌（STOP）時，停止動作。
2. 緩緩將爬梯機向上抬高，直至前方履帶碰觸到階梯。
3. 按「下降」按鈕，即可開始下樓至爬梯機變平為止。

＊上樓

- 將爬梯機抵住樓梯，確認呈直角90°，按「上升」按鈕，即可開始上升。

安全照護

- 電動操作，無需人力搬抬，保護照護者使力不當而受傷。
- 機台防傾桿，可讓使用者在上下主機時不會翻覆或啟動運作。

● **貼心設計**
- 三條寬式安全帶，確保乘坐者安全。
- 配有緊急按鈕，可即時停止運作。

③ 緊急救護搬運椅（下樓滑椅）　輕巧好操作，單人可協助下樓

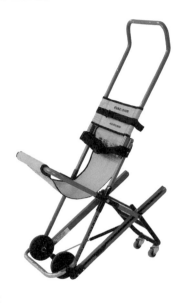

● **主要用途**
· 幫助行動不便者下樓。

● **適用對象**
· 行動不便或下肢無法承重之被照護者。

價格：★★★★☆

操作方法

1. 滑椅向前傾斜，方便被照護者坐入。坐好後，繫好頭部、胸部安全帶。
2. 滑椅推至階梯邊緣，收起後方支架後，稍微往前傾斜滑椅，使履帶與階梯傾斜角度一致。
3. 將滑椅左右移動，確保履帶與階梯密合。
4. 輕推滑椅，即可下樓。

安全照護

· 單人即可協助被照護者下樓，無需人力搬抬，保護照護者因使力不當而受傷。
· 備有頭部與腰部的安全固定約束帶，避免被照護者前傾或跌倒。

● **貼心設計**

· 搬運滑椅採用高韌性低磨擦系數、止滑履帶，重心平穩，下樓速度可由操控者完全掌控。
· 可折疊收納，方便固定收放於逃生出口處或加裝於救護車上。
· 鋁合金結構，質輕、堅固，承載重量達180公斤。

155

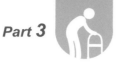
④ 座椅用單向止滑坐墊

實用防跌輔具,安全便利

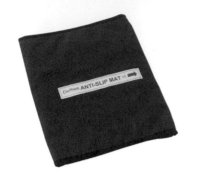

● **主要用途**
· 預防跌倒、矯正坐姿。

● **適用對象**
· 無法維持坐姿平衡之被照護者。

價格:★★☆☆☆

操作方法

· 箭頭朝向椅背,放置於輪椅座墊、沙發、座椅上。

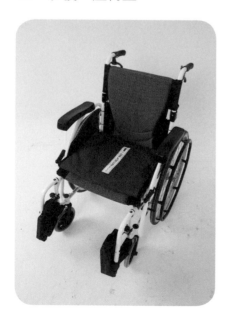

安全照護

· 利用特殊原理單向止滑,被照護者臀部方便往椅背滑,但不易向前傾,預防跌倒,搭配固定帶尤佳。

● **貼心設計**
· 採PER止滑網設計,並可置入洗衣袋,放入洗衣機清洗乾淨。
· 經防水透氣膠處理,可久坐,不會悶熱。

五、溝通與資訊輔具

① 離床／位警報器

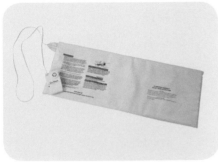

預防姿勢變換時跌倒

● **主要用途**
・被照護者離開床／椅時發出警報，告知照護者前往探視。

● **適用對象**
・下肢較弱、跌倒高風險或易遊走之被照護者。

價格：★★☆☆☆

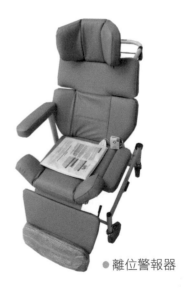

● 離位警報器

操作方法
1. 將離床／位警報器置於床單下／椅面上。
2. 將警報器固定於床欄／扶手上。

安全照護
・預防被照護者跌倒。

● **貼心設計**
・警報器可自動設定，例如：可調整音量、警報節拍、音調。
・感應墊具防水性，可直接擦拭清潔。

② 居家無線看護鈴／叫人鈴

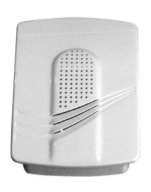

● **主要用途**
‧被照護者呼叫照護者。

● **適用對象**
‧手指可按按鈕之被照護者。

價格：★☆☆☆☆

操作方法

‧被照護者只要按下發射器，正在他處、攜帶接收器的照護者就會聽到音樂聲響，可馬上去查看被照護者的狀況。

●**貼心設計**

‧無線安裝，安裝迅速，不需鑿洞、牽線。

‧無障礙最大距離60公尺。

‧可設256組密碼不易重疊、重複性低，不易受干擾。

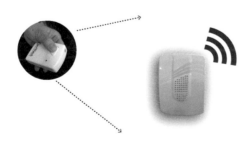

掃描看教學示範影片

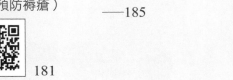
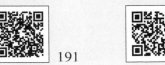

一、出院回家

上／下車（汽車→輪椅）

需求：被照護者出院回家，需由汽車移至輪椅。

↗掃我看影片

使用輔具

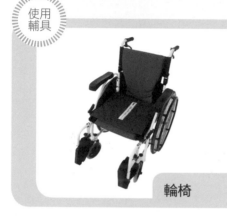

輪椅

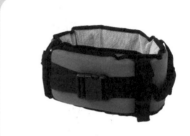

移位腰帶

步驟1 準備動作：被照護者坐在輪椅上，並繫上移位腰帶（再次確認腰帶是否繫緊）。

步驟2 將輪椅推到室外的車門處（輪椅與車門的轉位處要呈現45度）。

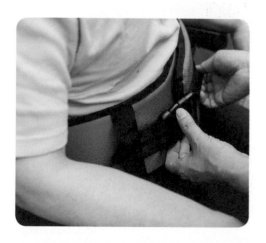

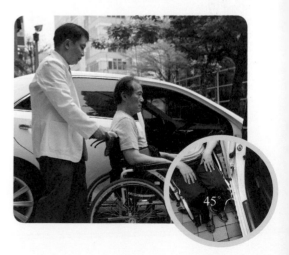

45°

步驟**3** 將輪椅兩側的煞車處,用力往下鎖緊。

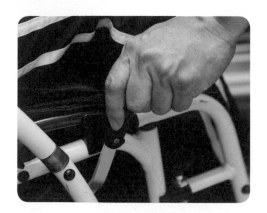

步驟**4** 將被照護者的雙腿移動到地面,再將輪椅的腳踏板往上收起。

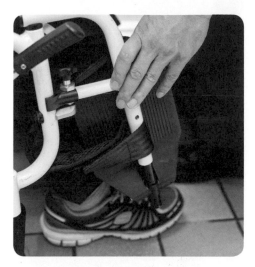

步驟**5** 照護者(雙腿採前後站姿),雙手拉緊移位腰帶。

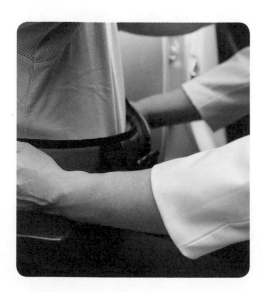

步驟**6** 照護者的雙手拉緊移位腰帶,協助被照護者起身站立。

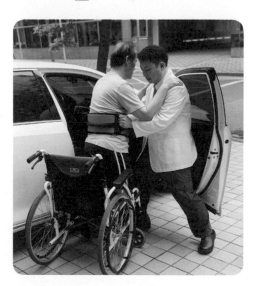

一、出院回家

步驟 7 將被照護者（雙手搭在照護者的肩膀）轉身移位到車輛座位。

步驟 8 將被照護者的雙腳放進汽車內踏板。

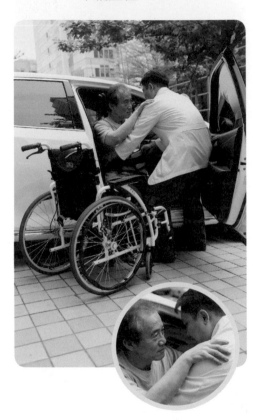

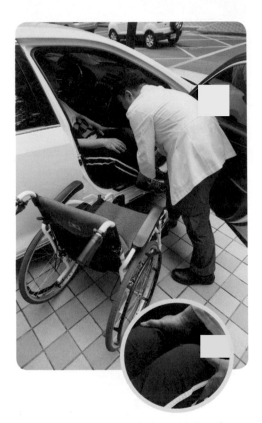

（轉向正前方）

Point 前座角度比較有利移轉位

上述的分解動作是由輪椅到汽車定位，而要將被照顧者從車輛移轉到輪椅的動作，則是與上述的動作相反處理，但必須先將被照護者雙腳移至最接近輪椅的正面的角度。

1~2

上／下樓（汽車→爬梯機）

需求：被照護者出院到家門口，需要上下樓梯。

↗掃我看影片

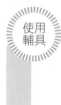
使用輔具

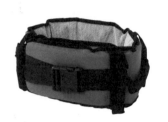
移位腰帶

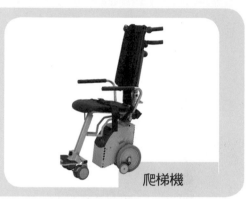
爬梯機

步驟 **1** 將被照護者雙腿移出車外。

步驟 **2** 將移位腰帶繫在被照護者的腰部。

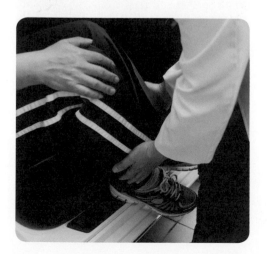

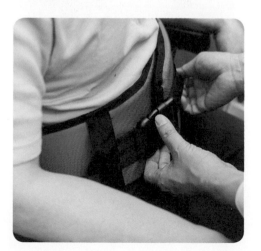

一、出院回家

步驟 3 被照護者雙手搭在對方的肩膀,緩慢移出汽車坐位。

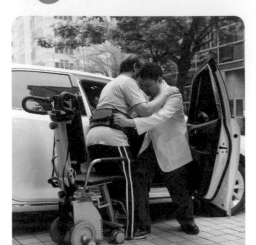

步驟 4 被照護者移至爬梯機坐好後,拆除移位腰帶。

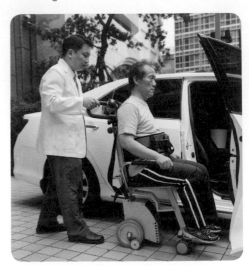

步驟 5 將爬梯機的安全帶綁在被照護者身上,並且固定。

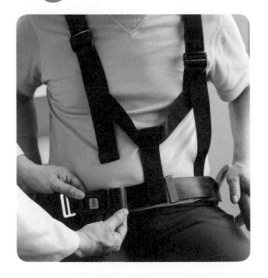

步驟 6 解開爬梯機的煞車。

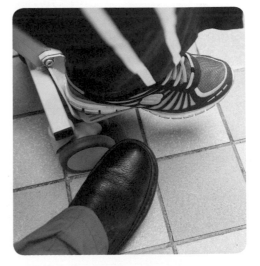

步驟7 將爬梯機與被照護者推至樓梯口。

 步驟8 按照爬梯機的操作方式，協助被照護者上樓。

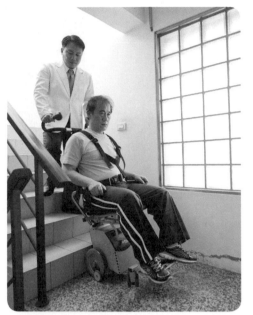

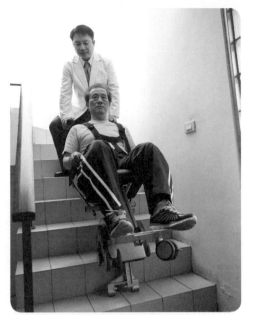

※爬梯機上升三步驟

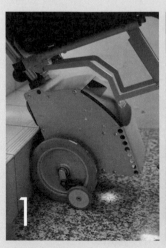

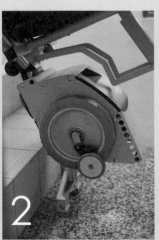

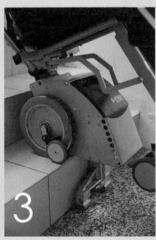

一、出院回家

1~3

輪椅到床
床到輪椅

1-3-1 被照護者能站起（輪椅→床）

需求：被照護者臀部可稍微離開椅面，到家後從輪椅移到床上。

↗掃我看影片

使用輔具

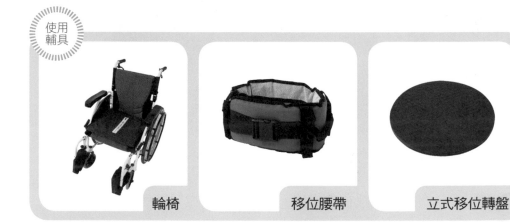

輪椅　　　　　　　移位腰帶　　　　　　立式移位轉盤

步驟 **1** 將坐在輪椅上的被照護者推到床邊。

步驟 **2** 將移位腰帶繫在被照護者腰部。

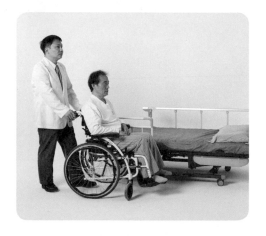

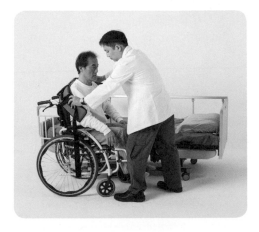

3 將立式移位轉盤放在被照護者腳下。

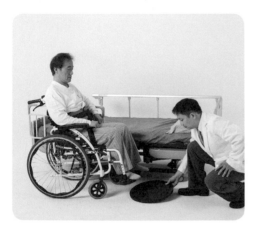

步驟4 確認被照護者雙腳皆在立式移位轉盤上放好。

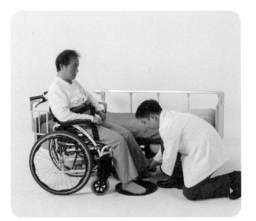

5 照護者遠側腳踩在立式移位轉盤中間。

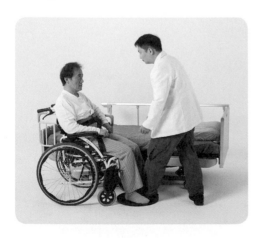

步驟6 被照護者雙手搭在照護者肩上，身體盡量靠近照護者，照護者雙手緊握移位腰帶。

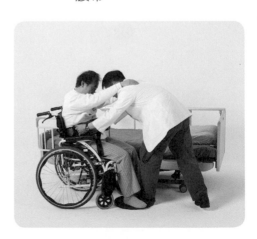

一、出院回家

步驟 **7** 照護者**雙手抓牢移位腰帶**往斜上方拉提，協助被照護者安全起身。

步驟 **8** 照護者**腳跟往外轉動立式移位轉盤**，將被照護者往目的地方向旋轉。

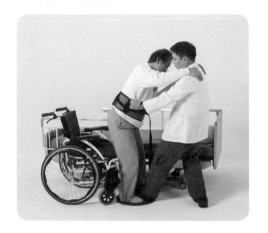

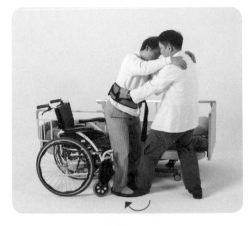

步驟 **9** 被照護者移至定位完成後，緩慢坐下。

步驟 **10** 解開移位腰帶。

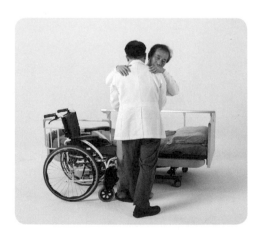

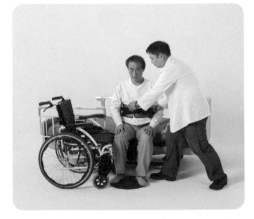

1~3

1-3-2 被照護者可維持坐姿平衡，但腳部無法承重（站立式移位機→床）；被照護者能站起（輪椅→床）

輪椅到床
床到輪椅

需求：被照護者出院回家，須由輪椅移位到床上，但被照護者無法站起或下肢不適合承重。

↗掃我看影片

使用
輔具

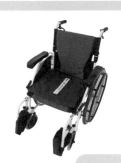

輪椅

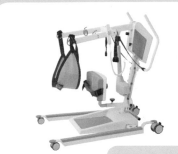

站立式移位機

步驟 **1** 將站立式移位機推到輪椅的旁邊，將被照護者吊起。

步驟 **2** 將移位機與被照護者移到床邊，下降讓被照護者坐到床上。

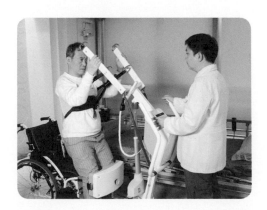

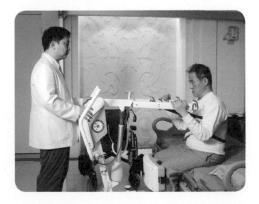

169

一、出院回家

1~3

1-3-3 被照護者能坐姿平衡，上肢稍有力；且輪椅和床高度接近、路徑淨空（輪椅⇄床）

輪椅到床
床到輪椅

需求：被照護者出院回家，在家中須由輪椅到病床／病床到輪椅之移位動作

↗掃我看影片

使用輔具

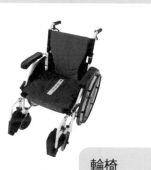

輪椅

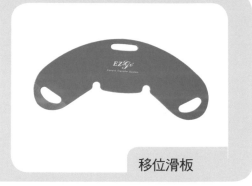

移位滑板

步驟1 被照護者坐在床邊，輪椅移到床邊，將移位滑板一端置入被照護者臀部下方，放在床與輪椅之間。

步驟2 將移位滑板中間凹洞卡榫對準輪椅（或床邊護欄）。

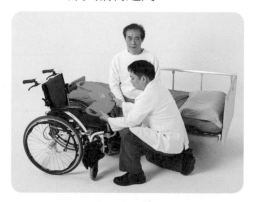

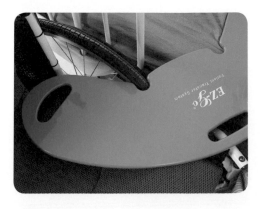

步驟 **3** 照護者採高跪姿,以腹部頂住被照護者膝蓋,避免其前傾,以手扶住被照護者髖部協助移位。

步驟 **4** 被照護者用雙手支撐,緩慢移動。

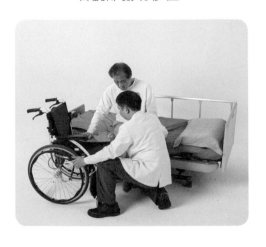

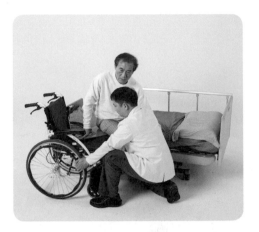

步驟 **5** 被照護者平移到輪椅上。

步驟 **6** 被照護者側身,照護者將移位滑板抽出。

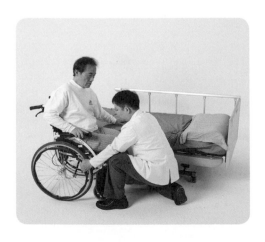

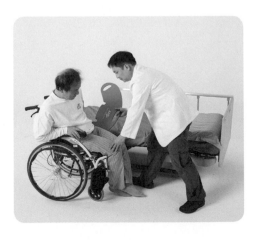

171

使用方式

一、出院回家

1~3

輪椅到床
床到輪椅

1-3-4 被照護者無法維持坐姿平衡（高背輪椅⇄床）

需求：被照護者出院回家，在家中須由輪椅到病床或病床到輪椅之移位動作。

↗掃我看影片

使用
輔具

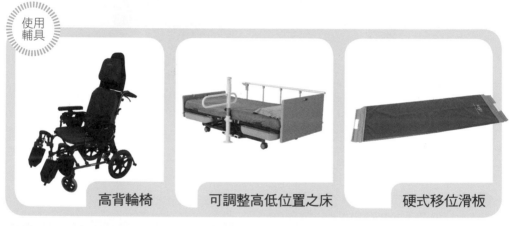

高背輪椅　　　　可調整高低位置之床　　　　硬式移位滑板

步驟 **1** 將硬式移位滑板及高背輪椅準備好，放在床邊，再把被照護者的近側膝（靠近照護者側的膝蓋）彎曲。

步驟 **2** 雙手分別向被照護者的肩膀及彎曲的膝部施力，協助翻身成側身狀態。

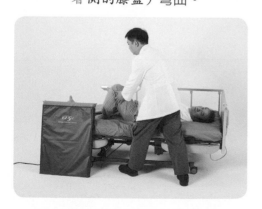

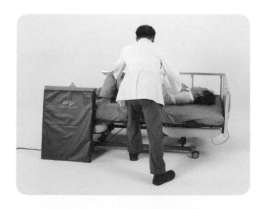

3 被照護者側身固定後，照護者取出硬式移位滑板並展開。

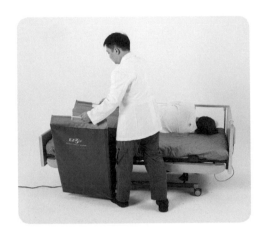

4 把硬式移位滑板放置鋪設在床上。

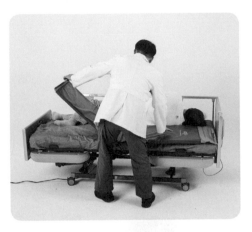

5 將硬式移位滑板塞到被照護者身體下方。

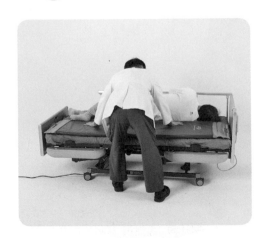

6 協助被照護者翻回，身體在硬式移位滑板上躺平。

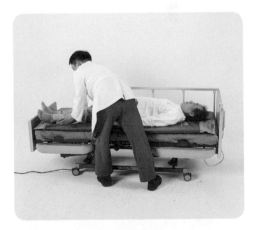

一、出院回家

步驟 **7** 照護者雙手放在被照護者身體的遠側,往自己水平施力,在床緣停止。

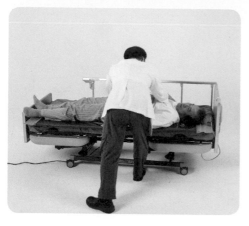

步驟 **8** 將高背輪椅推到床邊,並將煞車鎖緊。

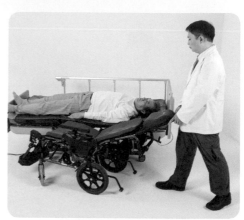

步驟 **9** 將床與高背輪椅的角度與高度調整成一致。

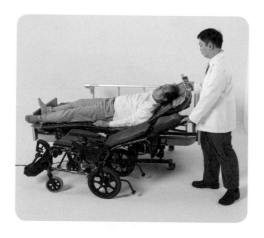

步驟 **10** 用雙手平行施力,緩慢將被照護者推到高背輪椅上。

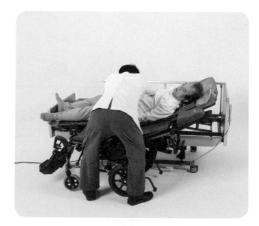

步驟 **11** 將硬式移位滑板抽出。

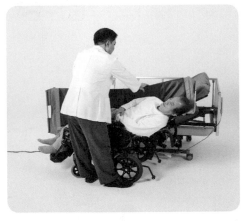

小秘訣：利用滑板彈性，將滑板往被照護者身體方向施力，即可輕鬆拔出。

步驟 **12** 將硬式移位滑板折疊收好。

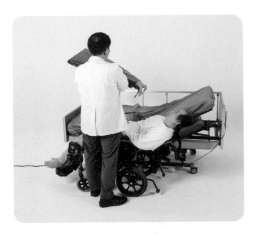

步驟 **13** 繫好安全帶。

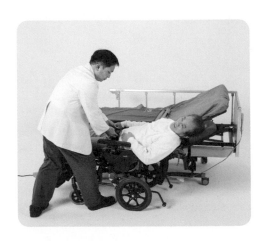

步驟 **14** 調整椅背高度，讓被照護者坐立，即可輕鬆推至定位處。

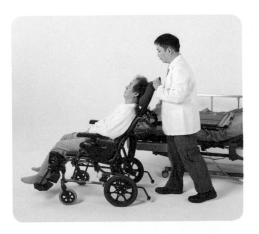

一、出院回家

1~3

輪椅到床
床到輪椅

1-3-5 被照護者無法坐起（懸吊式電動移位機⇄高背輪椅）

需求：被照護者出院回家，要從輪椅移到床上；或在床上要移到輪椅上。

↗掃我看影片

使用
輔具

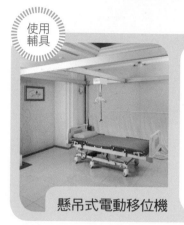

懸吊式電動移位機

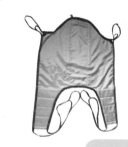

懸吊帶

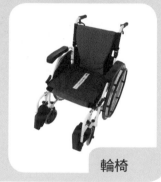

輪椅

步驟 **1** 照護者將雙手放在被照護者肩膀與臀部位置，將被照護者往自己翻轉，呈側身狀態。

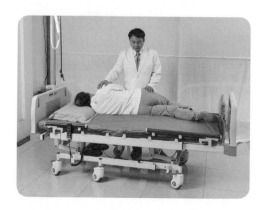

步驟 **2** 將懸吊帶對折，平整放置在被照護者背部後方。

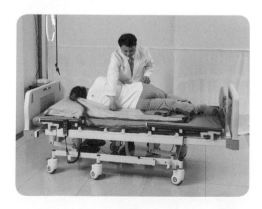

3 懸吊帶要對齊被照護者的頭部至臀部。

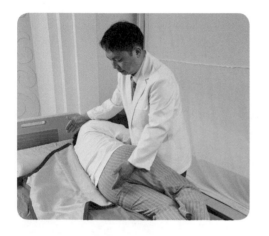

4 將下半部懸吊帶塞入並穿過被照護者的兩腿中間。

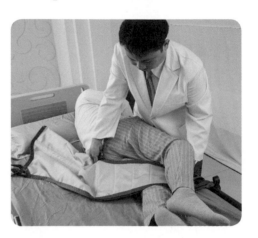

5 將上半部懸吊帶的一半塞入被照護者背部。

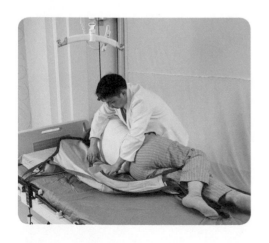

6 將另一半懸吊帶完整包裹住被照護者上半身。

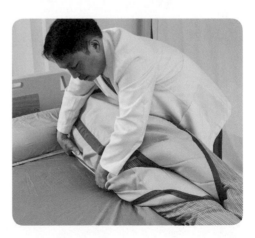

步驟 **7** 將被照護者的身體翻回至平躺狀態。

步驟 **8** 整理懸吊帶兩側，讓懸吊帶完整包裹住被照護者全身。

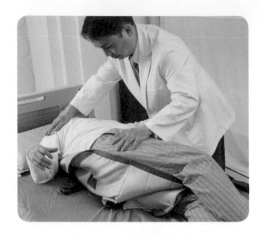

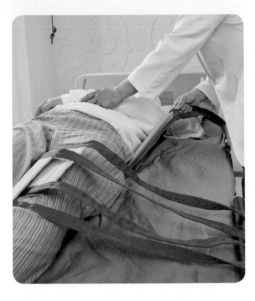

步驟 **9** 讓被照護者躺平，以遙控器操作懸吊式電動移位機至被照護者胸口上方。

步驟 **10** 放下懸吊臂，至靠近被照護者身軀處。

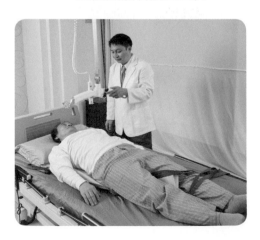

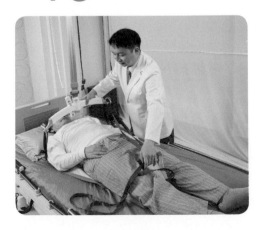

步驟 **11** 將被照護者身上的懸吊帶以**交叉懸掛**的方式，掛在懸吊式電動移位機之掛鉤上。

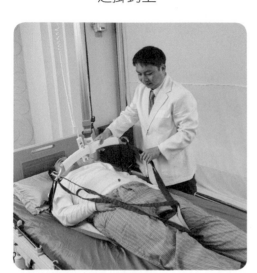

步驟 **12** 以遙控器操作懸吊式移位機，將被照護者緩緩升起至臀部離開床面為止。

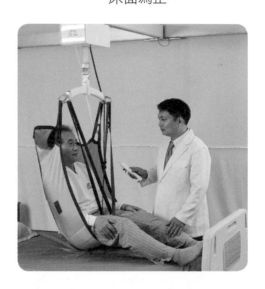

步驟 **13** 將輪椅推至病床邊之定點。

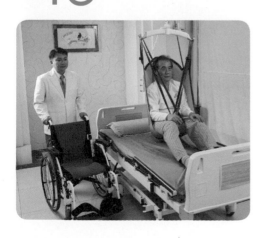

步驟 **14** 移動懸吊式移位機，將被照護者移往輪椅處。

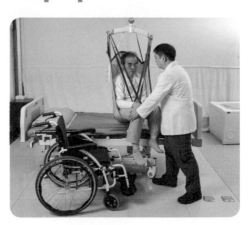

步驟 15 抵達輪椅定點後,將被照護者緩緩下降至輪椅上,使其穩妥坐好。下降過程中,可將被照護者朝椅背輕推,使其靠椅背坐滿為止。

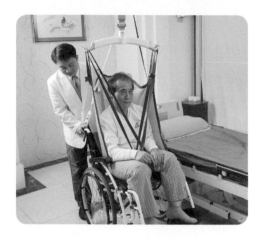

步驟 16 拆卸懸吊帶。

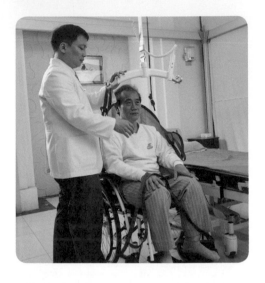

步驟 17 扶住被照護者並前傾,方便取出懸吊帶。

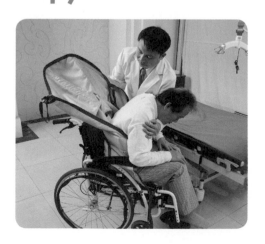

步驟 18 協助被照護者坐正。

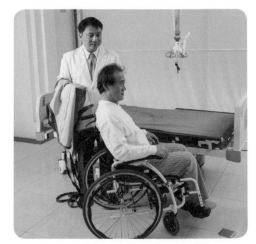

二、床上移動、照護

2~1

床上翻身（可拍背、預防褥瘡）

需求：被照護者在床上，須定時翻身變換姿勢，避免產生褥瘡。

↗掃我看影片

使用輔具

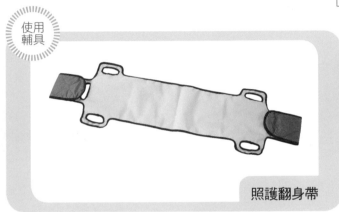

照護翻身帶

＊置入翻身帶

步驟 **1** 被照護者平躺在床上，照護者準備好翻身帶。

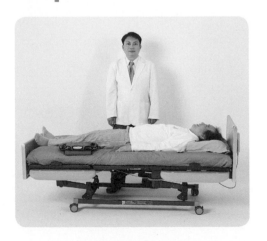

步驟 **2** 讓被照護者之遠側膝彎曲，遠側手彎曲放在胸前。

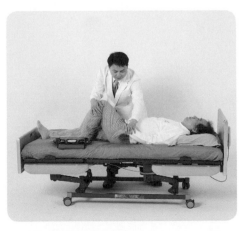

二、床上移動、照護

步驟 3 照護者將雙手放在被照護者的膝蓋與肩膀處。

步驟 4 將被照護者往照護者翻身,直至側身。

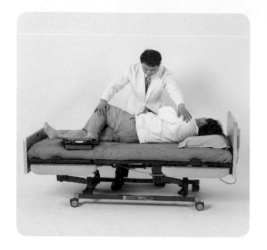

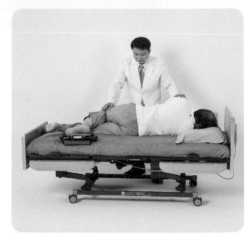

步驟 5 將照護翻身帶攤開,一半覆蓋住被照護者。

步驟 6 將照護翻身帶另一半塞入被照護者背部下方。

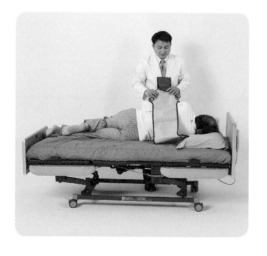

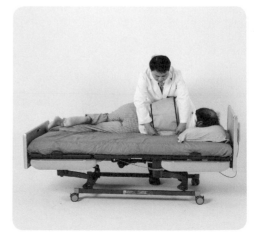

7 讓被照護者身體恢復平躺狀態。

 8 整理照護翻身帶兩側的長度。

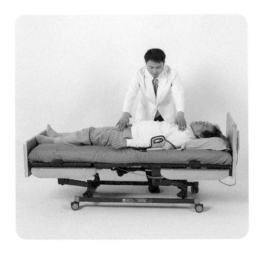

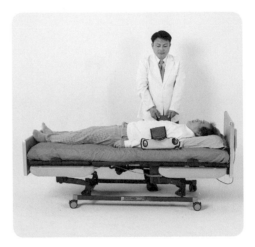

※翻身

 1 拉起床邊護欄。

 2 將被照護者的遠側膝彎曲,雙手扶著膝部及肩膀。

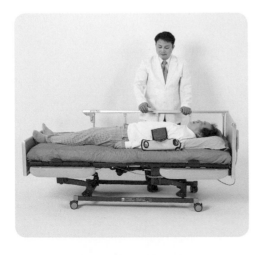

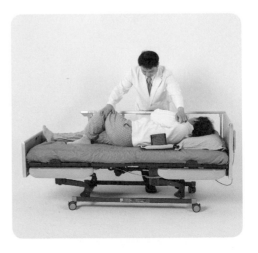

二、床上移動、照護

步驟
3
照護者的雙手同時施力，把被照護者身體翻轉呈側身狀態。

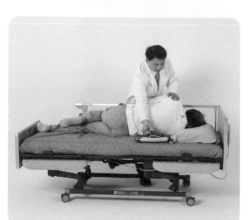

步驟
4
將照護翻身帶的魔鬼氈一端繞過床邊護桿拉緊。

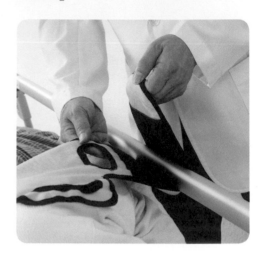

步驟
5
將照護翻身帶的魔鬼氈扣牢床邊護桿。

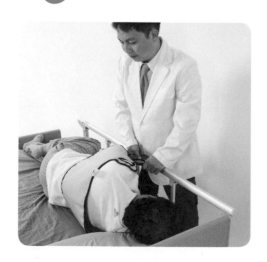

步驟
6
照護者可以幫助被照護者拍背，或維持側身姿勢。5分鐘後，以反方向重複步驟 1～4。

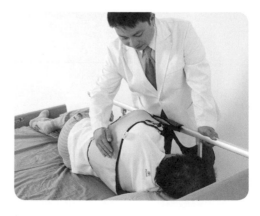

2~2 床上水平移位

需求：被照護者在床上，因動作變換身體偏離床中央，需要移回床中間。

使用輔具

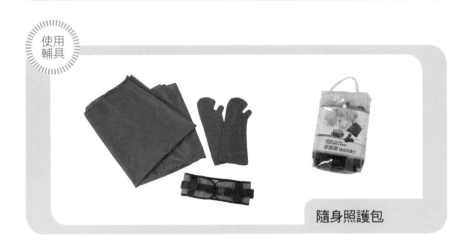

隨身照護包

步驟 **1** 備妥隨身照護包中的移位滑墊，並將被照護者遠側膝彎曲。

步驟 **2** 照護者將雙手放在被照護者肩膀與膝蓋處，將被照護者身軀往照護者側翻成側身。

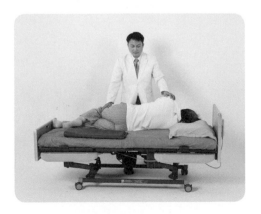

二、床上移動、照護

步驟 **3** 攤開移位滑墊。

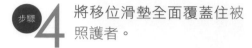
步驟 **4** 將移位滑墊全面覆蓋住被照護者。

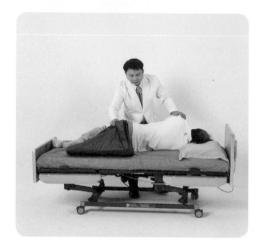

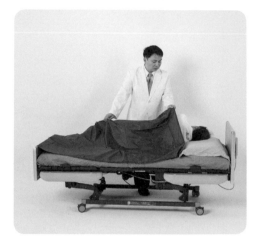

步驟 **5** 將移位滑墊的一半塞入被照護者身體底下。

步驟 **6** 將被照護者的身體翻正，呈平躺狀態。

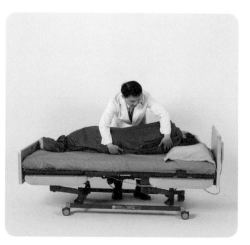

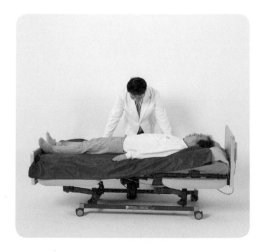

步驟 7 將靠近照護者端的移位滑墊抽出，使其展開覆蓋床面。

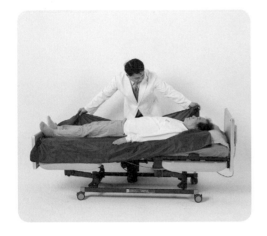

步驟 8 照護者雙手同時施力，在移位滑墊上往內側推移被照護者的身體。

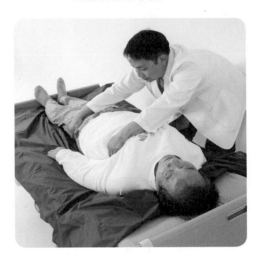

步驟 9 照護者雙手同時施力，在移位滑墊上往外側推移被照護者的身體。

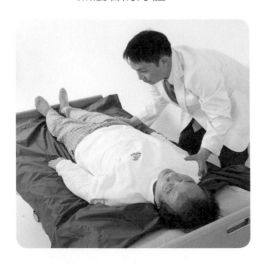

步驟 10 照護者雙手同時施力，在移位滑墊上往上／下方推移被照護者的身體，讓被照護者身體抵達預定位置。

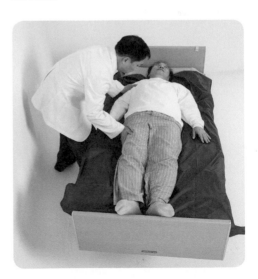

二、床上移動、照護

2~3 床上翻身坐起（可進食、下床等）

需求：被照護者臥床，須坐起、下床時。

↗掃我看影片

使用輔具

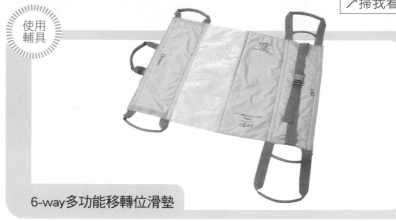

6-way多功能移轉位滑墊

 1 將 6-way 放置在床邊備用。

 2 將被照護者外側膝彎曲。

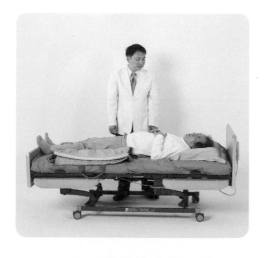

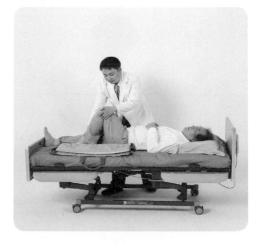

步驟 **3** 照護者雙手扶住被照護者的肩膀與膝蓋，將被照護者往照護者方向翻成側身狀態。

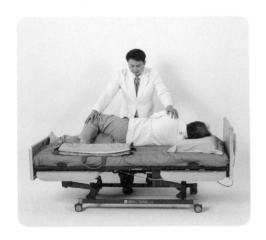

 步驟 **4** 維持被照護者平衡並攤開 6-way。

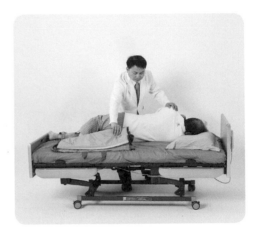

 步驟 **5** 將展開之 6-way，覆蓋被照護者上半身。

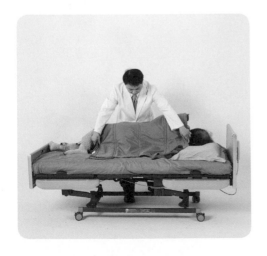

 步驟 **6** 將 6-way 塞入被照護者身體下方。

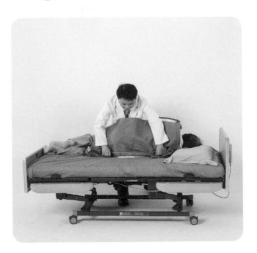

189

二、床上移動、照護

步驟7 將被照護者翻回至平躺狀態。

步驟8 取出 6-way 靠照護者處之把手。

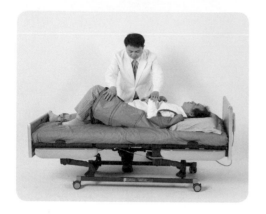

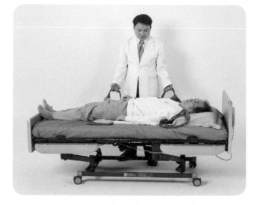

步驟9 照護者雙手拉住 6-way 之上下兩組把手（上方兩條一組，下方兩條一組），將被照護者往照護者方向施力。

步驟10 照護者以弓箭步轉身將被照護者身軀拉起，完成轉向起身。

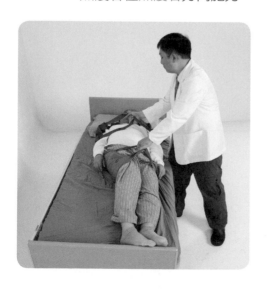

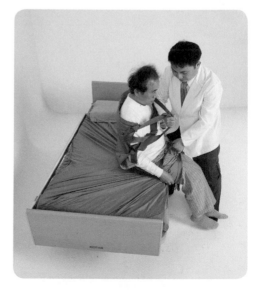

三、沐浴

3~1 泡澡（輪椅→浴缸）

需求：被照護者可維持坐姿平衡，且上半身稍有支撐力。

↗掃我看影片

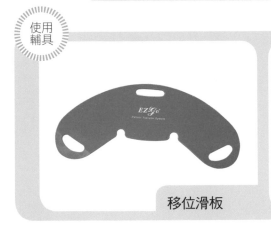

移位滑板

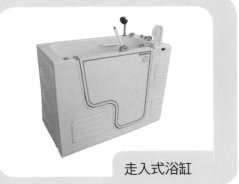

走入式浴缸

步驟 **1** 將走入式浴缸門先打開，被照護者坐在輪椅上，推到浴缸邊。

步驟 **2** 將移位滑板一端塞到被照護者臀部下方，放在輪椅與走入式浴缸中間。

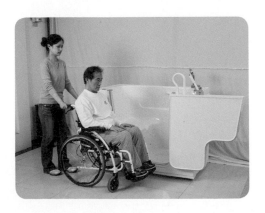

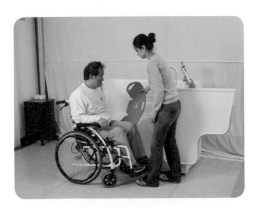

三、沐浴

步驟 **3** 讓被照護者緩慢移位至走入式浴缸，取出移位滑板，移開輪椅。

步驟 **4** 關上浴缸門，將安全把手鎖上，即表示密合，可以開始放水。

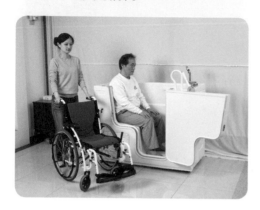

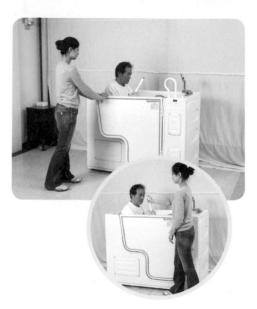

Point

走入式浴缸安裝

1. 安裝前先請廠商到府評估，確保門寬及浴室配置等細節。

2. 較傳統浴缸短，若是換掉原有浴缸，多出的空間，可用泥砌作為擺放沐浴用品的空間。

3. 若家庭經濟許可的話，建議可搭配暖風機，避免著涼。

3~2

3-2-1 床⇄洗澡椅（移位腰帶 + 移位滑板）

需求：被照護者可維持坐姿平衡，且上半身稍有支撐力、腳部無法承重。

↗掃我看影片

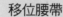
使用輔具

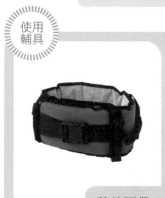
移位腰帶

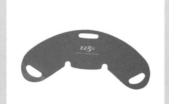
移位滑板

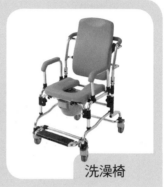
洗澡椅

步驟 **1** 被照護者坐在床邊，照護者將移位滑板一端置入被照護者臀部下方，放在床與洗澡椅的中間。

步驟 **2** 利用移位滑板協助被照護者移至洗澡椅。

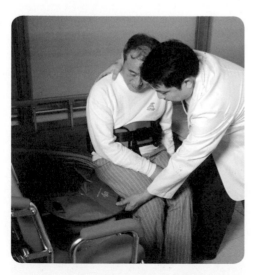

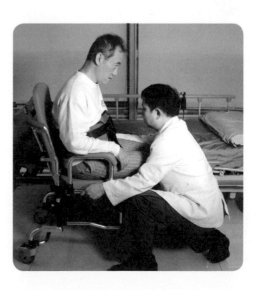

三、沐浴

3~2

3-2-2 床⇄站立式移位機⇄洗澡椅

需求：被照護者可維持坐姿平衡，上肢無力但腳部可稍微支撐。床面和輪椅間路徑無法淨空，或高度落差過大。

使用輔具

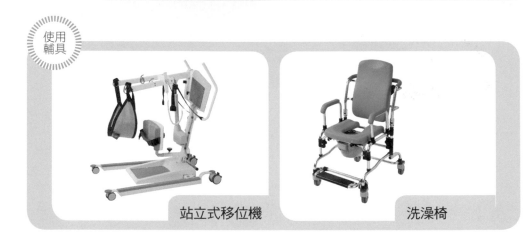

站立式移位機　　　　　洗澡椅

步驟**1** 利用站立式移位機，幫助被照護者從床上站起。

步驟**2** 將被照護者移至洗澡椅坐下。

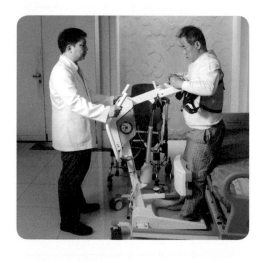

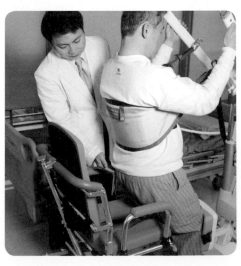

3~2

3-2-3 落地型移位機⇄電動升降洗澡床

需求：被照護者無法維持坐姿平衡。

使用輔具

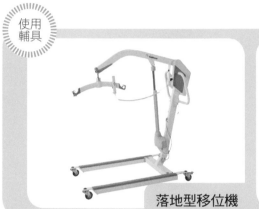
落地型移位機

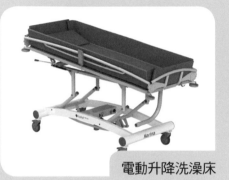
電動升降洗澡床

Point

到宅沐浴車

可提供無法移動的被照護者，在居家進行床上沐浴。如需此項服務可洽詢以下單位：

1. 伊甸基金會 (02)2230-7715
2. 馬偕紀念醫院 (02)2809-4661轉2211
3. 新光醫院 (02) 2833-2211轉2601
4. 永信社會福利基金會松柏園養護中心 (04)2676-0180轉271
5. 中華聖母社會服務慈善事業基金會 (05) 278-0040轉3301
6. 畢嘉士基金會 (08)736-8066
7. 門諾基金會 (03)833-8009
8. 一粒麥子基金會 (花蓮) (03) 870-4747；(台東) (089) 960260

減少照護二次傷害，老後安居，40歲就部署終身宅，善用通用設計環境

1.什麼是通用設計？

　　「通用設計」指的是在設計之初，就將不同類型使用者都可使用的共用化設計考量在內，以失能、身障人士、老年人都能輕鬆使用為目標，並注重其他使用族群的共容性，所做的設計不會對其他使用者造成困擾，任何類型的使用者都能夠方便使用。

　　「通用設計」的概念最早源於1950年代，當時開始關心身障者的居住與移動問題，思考如何移除住家與公共空間中的各種移動障礙時，出現「無障礙空間」的設計概念，開始針對身障或其他不良於行的人，設計方便活動的空間配置。

　　1987年，美國設計師羅納德‧麥斯提出「通用設計」（universal design）一詞，認為通用設計是針對市場需求，以清楚易懂的方式，讓每一件物品都能讓所有人使用，包含身障人士。

　　後來，麥斯和一群設計師又更明確地提出通用設計的七項原則：

1.公平使用	通用設計對任何使用者都不會造成傷害或窘困的情況。
2.彈性使用	通用設計涵蓋了各種喜好與能力者的需求。

3.簡單與直覺使用	無論使用者本身的經驗、知識、語言能力或身體駕馭狀況如何，都能夠容易理解並使用。
4.明顯資訊	無論周圍狀況或使用者的感官狀態如何，都能有效且明確地對使用者傳達必要資訊。
5.容許錯誤	通用設計將危險與意外或不經意的動作所導致的不良後果降到最低。
6.省力原則	通用設計可以有效、舒適，且不耗費力氣地使用。
7.適當尺寸	無論使用者的體型、姿勢或移動能力如何，都能適當地使用與操作。

日本Tripod 設計公司負責人中川聰先生再提出三項附則：

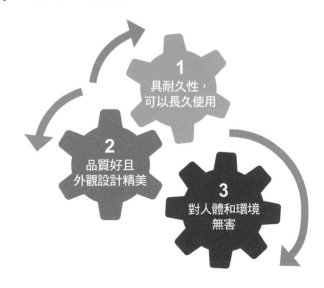

1
具耐久性，
可以長久使用

2
品質好且
外觀設計精美

3
對人體和環境
無害

2.為什麼需要通用設計？

「無障礙空間」與「通用設計」的導入，能夠解放障礙者或失能者，使其能夠更輕鬆而無障礙地自由出入與生活，讓身障與失能者走出來，參與社會，不再因為環境的限制而被迫自我侷限，並能夠減少身障與失能者只能被人照護的依賴心理。

當障礙者、失能者有足夠的生活支援系統時，就能生活自理、融入社會、貢獻生產力，減少社會投入照護的人力與經費。更有甚者，在通用設計的架構下，若打造讓老人照顧老人的「友善在地老化」環境，便能減少照護帶來的社會負擔。

即將邁入超高齡社會的台灣，需要輔具和通用設計的人口大增，若生活環境仍然沿襲目前的規劃，將會降低行動不便的長者外出活動的意願，從而削弱社會活動力、增加社會成本。

在台灣出版第一本老後住宅的作者林玉子建築師，在25年前便指出：「在40歲就要開始思考如何打造自己終身長住的長壽人生住宅」。

3.居家生活與通用設計

台大社工系教授楊培州說：「人老了，得考慮汰舊換屋，整修為無障礙通用設計或換為較小坪數空間，『融入老後，生活需要』」。

根據衛福部統計，台灣每天平均有兩位年長者因跌倒或摔傷進而導致死亡。其中，40％都是在自宅發生跌倒或摔傷意外，**居家地板濕滑、衛浴設備不良，缺乏安全扶手輔助與室內照明不足是造成老人跌跤的四大殺手。**

另外，無電梯的老舊公寓是老年化台灣社會的一大隱憂。根據內政部統計，全台灣四到五層樓的無電梯公寓共有135.8萬棟，若無適當輔具或通用設計介入改善，將會造成老年人邁不出家門的繭居狀態，不容小覷。

居家生活導入通用設計，是高齡化社會的重要趨勢，尤其是將要面對高齡化的台灣，居家生活環境的通用設計化是目前社會發展建設的當務之急。曾思瑜教授在《創齡》一書中提到優質老年住宅設計的五大考量，正是通用設計的精神：

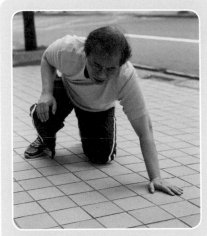

▲ 年長者因為行動力退化，容易發生跌倒或摔傷的意外事件。

1 考慮水平移動的方便性

關鍵重點 廁所、寢室、大門、起居室、廚房、餐廳等盡量維持在同一水平空間，或是同一樓層且沒有上下起伏的高低落差。

住宅空間的地板鋪面應維持平坦，消除高低差或人為障礙，使用安全防滑、防水的材質，確保出入門的寬度足夠輪椅迴旋，並且走道要設置扶手等。進出若有斜坡道，坡度與高度比應保持在1:12（8.3%）以下。

房間內各走廊通道、主要動線的淨寬度應至少保持90公分，確保門在開啟與關閉時有足夠空間。各種空間之間的動線距離應該盡量縮短，且應保持淨空和平整。

2 考慮垂直移動的方便性

> **關鍵重點** 減少高齡或失能者上下垂直移動的次數，盡量不要讓寢室、廚房、餐廳、客廳分布在不同樓層。

如需要在不同樓層之間移動，應考慮設置居家型的電梯。若經濟上不允許，則須安裝扶手，以幫助上下樓，並盡量讓樓梯平緩、不可太陡峭。

3 重視日常生活操作的方便性

> **關鍵重點** 將廚房、餐廳、臥室、客廳、浴室等日常生活空間設置在同一個空間，簡化活動的動線。

廁所、寢室、浴室、走道應保持足夠的照護空間與輪椅迴旋空間（直徑約150公分）。牆面並應安裝耐撞防護設備，家具或牆面轉角處也應安裝保護墊。

馬桶、洗臉台、浴缸等設備，須保持足夠的面積和輪椅迴旋空間。寢室周邊的空間要預留可安放輪椅、夜間便盆與移動相關設備的空間，以及能夠容納照護人員進入操作器具使用的空間。

如果可以，最好將廚房、餐廳、臥室、客廳、浴室設置在同一個空間，以簡化活動的動線。如果不能全部達成，至少寢室與廁所也應該維持在同一個空間，以降低高齡者夜間如廁起身、移動所造成的跌倒風險。

4 重視器具與設備操作的方便性

關鍵重點 重視門、門把、窗戶、水龍頭開關、蓮蓬頭、馬桶、浴缸、廚房設備的高度與使用便利性。老後住宅應備三神器：輪椅、免治馬桶、移位機。

　　居家空間的照明要充足，避免動線出現陰暗角落。睡床的高度建議在40〜50公分之間，不宜過高。床邊的照明設備應方便按壓且充足，並安裝電話、手電筒、緊急求生設備等。

　　流理台和烹飪平台的高度最好是被照護者站立或坐在輪椅上都方便操作的高度。不妨將調理台與洗滌槽作業面高度設置為80公分，左右兩側再另外設計為50公分高且可自由抽取的調理板，或安裝活動水龍頭。

　　衛浴設備與空間配置必須考量使用柺杖或輪椅時的空間迴旋需求。蓮蓬頭應可自由調整高度；若有浴缸，高度應低於人體膝蓋，以方便進出。

　　至於馬桶最好採用坐式（高度約37〜43公分）。並且為了避免老年人按壓洗手台導致破裂，洗手台的安裝應該注意與牆面的貼合度，並定期檢查洗手台安裝螺絲與固定支架是否出現生鏽、裂痕等現象。

5 考慮緊急意外事故的因應和避免

> **關鍵重點** 須設置緊急通報鈴、照明、火災警報器、防滑地板與扶手的設置，以減少緊急移動時造成跌倒，或意外事故的發生機率。

　　居家常見緊急事故，有創傷（跌倒、撞傷、割傷）、普通急症（意識不清、暈倒、急性心臟病、中風、痙攣或抽搐、吞入或侵入異物、食物或藥物中毒、精神躁動）、灼燙傷、死亡、其他（地震、火災、人為騷擾、自殺）等，為避免緊急事故造成被照護者的危險，應在居家環境中安設緊急通報鈴、照明、火災警報器，以及安置防滑地板與扶手，並運用通訊系統掌握外界援助資源的調度狀況，與一旦發生緊急狀況時的後勤支援（如緊急就醫、家屬聯絡、人員動員），與平日預先演練發生緊急事故時的逃生動線與處理流程，減少緊急移動時造成跌倒的或意外事故的發生機率。此外，萬一不幸發生緊急事件，事件過後務必針對事件進行檢討，必要時修正居家環境配置與照護計畫，針對居家環境徹底進行調查，避免意外再度發生。

全面改造居住空間太昂貴，怎麼辦？

　　如因故無法以通用設計大規模改造居住空間時，則應善用輔具設備來協助日常盥洗、如廁、進食、活動等，避免完全仰賴徒手搬運或手動照護（第120～158頁示範之安全照護輔具都是優質居家生活的輔助工具）。

4.交通／戶外環境仍有待提升

醫院、養護中心機構的無障礙坡道往往徒具形式，各種公共空間或私人商家的無障礙廁所和停車位也嚴重不足。

行動方面，除台北市的低底盤公車與復康巴士數量較為充足，雖然已導入無障礙計程車，不過需求遠遠超過供給，多數高齡與失能人口仍然難以完全「行無礙」。

長期以來，國內的公共空間對年長者和失能者的友善力有待加強，例如：可供歇腳的座椅數量不足、交通號誌燈號時數過短、上下垂直移動的電梯數量不足或位處偏遠，各種「行」的不方便都讓老年人不願意出門。馬路、人行道寬度、交通號誌秒數等道路交通設施，與大眾運輸設備的無障礙設計也都還不夠普及。無法出門、缺乏活動的結果，就是行動力下降、肌耐力衰退，便開始落入衰老循環。

面對即將到來的高齡化人口海嘯，通用設計／無障礙設施不足的問題需要嚴肅看待，畢竟眼前都市運轉速度快，不利高齡與失能人口外出活動。在高齡化社會的都市規劃中，需要更積極而全面落實通用設計，打造方便高齡及失能人口生活與活動的空間。透過通用設計，協助長者在迎接老化的同時仍然保有生活品質，讓不分年齡、身體狀況都能自在從容地在公共空間中活動，才是真正的宜居之地。

▲ 外出是維持熟年生活品質的基本需求，安全的公共空間是基本條件。

5.哪裡可以找到通用設計的作品／產品？

非營利機構	自由空間教育基金會	http://www.ud.org.tw/web/UD100.php
	通用設計競賽	http://www.ud.org.tw/web/award/
	健康照護產品UD通用設計競賽	https://www.facebook.com/HealthUD.award
	中華安全行動照護協會	https://www.facebook.com/cspha/
	行無礙生活網	http://www.sunable.net/
	伊甸基金會	https://www.eden.org.tw/donations/index.php?level1_id=5

民間單位	好房網之通用生活館	http://www.housefun.com.tw/barrier-free/02_2news_d.aspx?CTID=6c596130-6f7a-4c2d-9dc0-248c00859f29
	必翔企業	http://www.csecl.com.tw/
	天群健康事業	http://www.gumt.com.tw/
	智慧空間	http://homemindtw.com/
	樂齡網	http://www.ez66.com.tw/TW/
	多扶接送	http://www.duofu.com.tw/
	樂活動	http://www.rakuten.com.tw/shop/wellbeing/
	福樂多	http://www.pcstore.com.tw/furotolife/

打造安全照護環境無障礙設施

1.為什麼醫院／機構需要「安全照護」？

根據台大公衛所碩士林榮茂的研究《某醫學中心護士下背痛的經濟損失》發現，台大醫院護士每年因為下背痛所造成的經濟損失約為新台幣2,635,118～3,727,069元，按此數據推估，全台護士每年因為下背痛損失所造成的經濟損失高達新台幣1.3～1.9億元。無獨有偶，成功大學碩士黃小壎在其《台灣地區醫護人員就醫特性》研究中，推估每年台灣醫護人員就醫所耗費的人力成本經濟損失為1億237萬元。兩個研究推估值雖然不同，但都不容小覷。

美國University of Wisconsin-Miwaukee研究統計指出：**安全照護可讓照護人員的受傷率降低62%、因傷請假減少86%、院方開銷減少84%**。

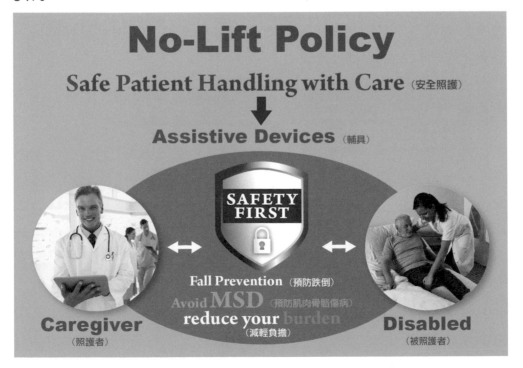

制定安全照護相關政策最大的作用在於可大幅度、大範圍地為醫護產業帶來結構性的改變，快速改善業界現況外，也可從學校教育紮根，改變照護人員的觀念與工作方式，藉此大幅降低各種營運成本與社會成本支出。導入安全照護可以：

1 改善照護者的工作環境，確保其維持工作能力、預防職業傷害。

2 保護被照護者，避免二次傷害。

3 預防老人跌倒，防止意外傷害。

4 協助醫護機構及其管理階層施行或擴大傷害預防計畫。

藉由落實安全照護，可以為照護者提供更安全、舒適的工作環境，不僅可減少職業傷害與相關的補償費用，還能夠減少人員流動率、降低訓練與管理成本、增加員工向心力與士氣，以及增加被照護者的舒適程度。長期下來，可望改變現行照護制度的缺點、提升照護品質，也可以大幅降低社會成本。

2.政策面：透過修法，將安全照護制度化

世界上已有許多國家將安全照護納入法規中，明文禁止徒手搬運。台灣目前則還無此項規範。台灣的現行規範中，最接近的法規為《勞工安全衛生法與重體力勞動作業勞工保護措施標準》，然其對象較廣，非只針對照護人員，並限制搬運對象以物品為主，法條中也未針對照護機構中的軟硬體設備提出任何規範和建議，對照護人員的實際幫助不大。

目前政府在相關議題中最接近的出版品為行政院勞委會勞工安全衛生研究所出版的《人因工程肌肉骨骼傷害預防指引》。在該指引

中，以肌肉、骨骼傷害調查法及評估法、工程控制、行政管理等面向，針對工作環境中的軟硬體進行建議。這套建議同樣非針對照護人員與照護環境，其對於肌肉、骨骼傷害的預防也是依循傳統方法，建議透過教育訓練傳遞肌肉、骨骼傷害風險意識與正確操作技巧，未必適用於醫療照護人員。

有鑑於此，中華安全行動照護協會從照護的角度出發，整理各先進國家的安全照護政策，提供台灣各界參考，期盼有朝一日能將之納入法規。

◎法規制定的精神

雖然各國因國情不同，所制定之法律條文、細節有所出入，但保護照護者與被照護者雙方的核心價值是一樣的。

安全照護（No-Lift Policy）是一套符合人體工學的照護政策與方法。除特殊與緊急狀況外，皆須以輔助器材取代傳統徒手搬運，照護人員所執行的動作要與人體工學、機構的安全政策、安全照護訓練人員的專業判斷一致。另外，每位被照護者都需要個別化的評估與處理。

安全照護的目的是為了保護照護者與被照護者的安全，在任何場所、情況下，應盡量避免徒手搬運，而以可以降低受傷風險的輔助器材（輔助器材從電動懸吊設備，到各式移位板／墊皆可）代替。

◎安全照護的準備工作

安全照護實施前，須確保相關基礎措施都已到位，包含管理階層

的支持、設備、員工訓練、繼續教育的資源與注重安全照護的文化。

　　所謂「注重安全照護的文化」，包括各階層的人員都要共同分擔工作環境中的安全責任，以提供自己與被照護者安全的環境。

　　醫護場所的雇主也必須讓雇員知悉、評估並掌控所有工作上會產生的徒手搬運。所有高風險的作業，都須經過人體工學評估來決定最安全的執行辦法，該評估與執行方法須與所有職員溝通。空間配置、工作站或作業器材必須依人體工學的角度挑選、設計、放置，且必須考慮工作性質與醫護人員的能力。

　　病患進入照護機構前，就應事先評估並記錄其照護需求，必須確認照護者的體力付出最小化，且負擔是在其技術與能力範圍內。照護器材必須容易取得，並得定期（*至少每年一次*）維修或更新，維持使用狀態良好。

◎關於搬運與安全照護

　　安全照護政策並不是完全杜絕照護者以徒手搬運，而是要視被照護者的身體狀況、認知程度和醫療程度來決定合適的搬運方法，並且要鼓勵病人協助移轉位。

　　除特例與威脅生命的情況，在不違背被照護者需求的前提下，應全面消除或減少徒手搬運，而運用所有可降低照護者風險的協助（*安全照護器材僅能供照護者使用*）。

◎安全照護的教育訓練

　　利用公部門資源進行安全照護相關培訓是最理想的。

芬蘭的Qualifying Education in Occupational Health Care課程即由政府開課，統一培訓專業人才。透過教育訓練，機構可以教導職員安全照護的正確觀念、輔具使用方法、宣導政策與其他相關知識，以及照護者每年必須接受的安全照護的繼續教育。

台灣公共政策目前並未提供此類課程。中華安全行動照護協會有相關課程，開課資訊請上網瀏覽（www.cspha.org.tw）。

◎以機構為單位的安全照護政策

由於政府法規規範的範圍較廣，未必可以符合所有機構的需求與實際情況；加上立法花費的時間漫長，在未正式立法之前，各機構可先規劃內部準則，以率先降低職業傷害發生率、降低機構因理賠／缺勤等的成本、給予員工較長時間適應新措施。建議內部準則應包含下列面向：

- **角色定位與責任**：包含機構（資方）、管理者、單位主管、職員在安全照護推廣中所需扮演的角色和職責。

- 組織安全照護推廣小組或委員會。

- 收集、檢視過去機構中的職業傷害紀錄，並針對第一線員工進行訪談與討論，了解機構內的風險因素。

- **風險管理**：討論如何透過安全照護來使受傷風險最小化。

- **採購評估**：評估照護者與被照護者身體狀況及需求後，列出需要購置輔具的清單。

- **制定安全照護操作流程**：包括評估轉移位方法、挑選正確輔具與使用輔具的流程。

● **教育訓練**：包含對照護風險的了解、認識人體工學、轉移位方法、輔具操作等。

● 統計紀錄。

● 安全照護的整體成效評估。

另外，針對實際操作面的規範，建議如下：

執行原則

A 範圍界定	照護工作：包括在床面移動、從床到椅子／輪椅、輪椅到馬桶等。
B 準則	● 工作環境與器材皆須符合人體工學，並且定期檢視與更新。 ● 照護／轉移位動作都必須採安全照護方法。除緊急狀況外，所有病患搬運皆必須以輔具協助進行。 ● 在沒有輔具的狀況下，照護者不得執行複雜的抬舉或搬運動作。 ● 需要搬動病患全身時（如：從床移到輪椅），照護者必須使用輔具（緊急狀況除外）。

3.在醫院／照護機構中推動「安全照護」的困境

徒手搬運已在醫療院所施行數十年，期間照護者的受傷率持續增加，但從業人員的訓練方式並未因此改變，反而更加重於徒手搬運技巧的訓練，強調經驗的重要性。

相較於徒手搬運，安全照護是一套截然不同的概念與工作型態，牽涉範圍甚廣，因此在推行時必將遭受挑戰。而台灣的照護環境中，施行安全照護可能遭遇到的最大挑戰主要來自三個方面（如右圖）。

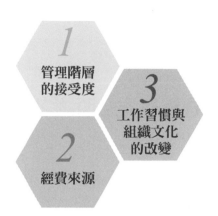

在還未正式立法之前，管理階層是決策制訂者，是決定推行安全照護的關鍵角色，其態度是決定機構能否順利導入安全照護政策的主因。即使在安全照護已正式立法的英國，新進護士皆已接受安全照護訓練並實際應用時，仍有不少資深護士或護理長無視於這種新技術的存在。對新觀念的接受程度因人而異，也讓管理階層的接受度成為施行安全照護的首要挑戰。

在積極鼓吹政府跟進世界潮流的同時，對機構決策者推廣安全照護的重要性、幫助其了解安全照護相關知識，也是推廣任務中的重要工作之一。其次是經費問題，從傳統徒手搬運轉換為安全照護會增加大量的初期成本，包括：硬體設備規劃、購置、教育訓練、在職進修、專案評估等。在台灣，許多照護機構在資源、資金不足的情況下，經費來源必然會成為施行安全照護的重大挑戰。透過實際案例的解說，介紹導入安全照護政策所節省的成本與提升之效益，可以讓管理者了解安全照護的實際益處，從而降低因初期開銷而產生的抗拒。

最後，安全照護牽涉到所有照護人員每天的工作內容與型態，在舊觀念無法破除、學校仍持續教導徒手搬運的情況下，改變原有工作方法與流程、組織文化必須花費相當的時間、人力等有形無形成本支出，推動者需要耐心以對，不可躁進求成。

4.在醫院／機構中推動「安全照護」的方法

◎施行安全照護之前，須考慮的面向

「好的開始是成功的一半」，照護過程中，剛開始的評估是很重要的步驟，依照評估結果才能選擇最好的照護方法、所需用的輔具與人力。因機構性質、環境、照護對象等的不同，所需的輔具類型也有所不同；若使用錯誤的輔具，或以錯誤方式操作輔具，反而會造成其

安全照護的評估內容

環境

　　找出機構或工作環境中，會造成照護者受傷的風險因子，在進行任務前，先評估環境。評估時，必須考慮任務的執行頻率與環境嚴重程度。評估項目包括地板、障礙物、空間等。

組織

　　組織面風險包括，評估照護者提供安全有效照護的能力（含其受過的教育訓練），是否有足夠的協助來執行任務、工作量與工作分配？

器材

　　確認器材是否適合所執行的任務、是否容易取得且狀況良好？器材的高度對照護者的工作姿勢有很大的影響，對於被照護對象較重的任務來說，建議工作高度介於膝關節與肘關節之間；對抬舉或移位工作，建議高度在髖關節左右。

行為

　　一直以來，業界與學界教導人體力學與搬移技巧，企圖減低照護者傷害，然而經研究證實，長期來說這些方式並未能有效減少照護者的MSD職業傷害。

　　就安全照護而言，可採行的行為面措施有：觀念倡導、組成專案小組、訓練輔具使用等。

他問題。導入標準化的安全照護個案評估，可以協助照護者正確選擇與使用輔具。

◎安全照護施行（參考）步驟

施行安全照護並非僅限於購買器材、改變硬體，無形的軟體（觀念／作法）更是成敗關鍵。

對管理階層而言，並非所有領導者都可接受安全照護的概念。是否接受安全照護事關組織文化，也就是組織中重視安全的程度，即使認同安全照護的核心概念，一般養護機構的管理階層仍容易將焦點放在計畫前段，例如：把安全照護的概念與內容介紹給機構內的員工，而非選擇執行。

以下綜合英國、丹麥、荷蘭、澳洲、美國、加拿大等各國施行安全照護的步驟，供台灣機構作為參考。

如何維持安全照護長期而徹底地執行？	
建立標準作業流程（SOP）	推廣安全照護的過程中，設計標準化的SOP，可幫助各單位系統性地學習與執行安全照護，也可協助審核單位，以固定標準檢視各執行單位是否依政策執行安全照護。
評估安全照護成效	評估安全照護的目的，是讓機構徹底了解執行成效，以及需要檢討改進之處，進而擬定修正計畫。 檢視安全照護成效的指標很多，通常會先從病患的治療成果或負面事件、照護者的職業傷害事件進行檢視。

實施安全照護的建議程序

成本效益分析	執行安全照護的首要步驟就是要取得管理階層的認可。管理階層最重視的要素之一，就是成本效益評估。已有許多機構實例證明，長期而言，導入安全照護對機構的財務狀況有正面幫助。 　　對財務狀況的幫助可以來自於兩方面： ‧從被照護者：徒手搬運可能造成跌倒、骨折等傷害，增加照護成本；安全照護可減低被照護者無法活動的程度，進而減少栓塞、肺炎、褥瘡等病狀。 ‧從照護者：統計指出，安全照護可降低照護人員受傷率62％、因傷請假減少86％、院方開銷減少84％。此外，還有工作滿意度提高、工作效率增加等效益。 　　國外研究資料顯示，實施安全照護後，直接成本（如職業災害的理賠）可以減少30～40％，間接成本（如替代人力的訓練成本、調查事故成因的成本、增加監督時間等）的減少更可達直接成本的2～4倍。
資金來源	現行安全照護的資金來源通常為補助與募款。
建立安全照護推動團隊或執行委員會	成立跨部門的推動團隊或推行委員會，委員會的成員中，建議要超過一半為直接照護人員。
設立安全照護目標與時間表	例如：半年內完成80％住民轉移位方式評估。應聚焦在職業傷害常發生的單位、追蹤意外事件、預防進一步傷害的發生。
制定計畫	**兼顧照護者、被照護者的計畫成功率最高。** 　　制定計畫時，通常會考量以下問題： ‧你在安全照護方面的目標是什麼（你自己、你的同事、被照護者、你的單位訂立各自目標）？ ‧找出與安全照護相關的目標對象：你的目標對象是哪些人，為什麼？ ‧找出安全照護可能的阻礙，並發想對策。 ‧找出有利推廣安全照護的因素。 ‧訂立優先執行的五項任務。

5.醫院／照護機構的「安全照護」硬體建置

　　推廣安全照護的成敗關鍵在於是否有良好的硬體設計。從建築設計開始，每位被照護者的生活空間、安全照護設備的規劃，甚至是儲藏空間，都必須因應照護者與被照護者的需要，建構更優質、安全的照護空間。

　　就台灣的情況而言，硬體建置常遇到的情況不外乎是照護機構設計師缺乏安全照護規劃的訓練與經驗、空間不足、現有設備不符合安全照護且缺乏改善方向等。

　　對應實行場所的差異變化大，安全照護得依空間大小、性質差異（居家／照護單位／醫院等）、單位屬性不同（急性處理／長期照護／手術等）逐一個別規劃。不過，目前世界各國在安全照護的硬體設計方面已有了不少具體的成果，本節將從硬體建置的工作環境評估標準開始，介紹安全照護基礎所需器材，以供參考。

　　設計符合安全照護的環境時，須考慮的大原則如下：

符合需求	設備與設計**應符合照護者被照護者需求**，包括整體設計、操作動線規劃、儲藏空間等。並應確認隨時都可以方便地使用輔具。
具體化	設備、硬體環境、教育訓練需求應依優先順序具體化（含輔具使用的方便性、儲藏空間、安全照護與輔具之連結等）。

◎安全照護環境評估

依機構環境不同，病患照護與安全照護的需求也有差異，但仍有共通原則，如照護者與被照護者雙方的健康安全及照護品質。

■被照護者的狀況

被照護者的行動能力、體重、身材等都會影響安全照護設備的需求。以下為美國職業安全健康局的安全照護原則，提供參考。

被照護者類型	特點	照護需求＆設計重點
可自理 的被照護者	可自行行動或藉由輔助器材（如輪椅、助行器）行動	・這類被照護者雖可自行行動，多數時候不需要行動輔具的協助，但仍須考量短暫需求的可能性（如身體不適、治療後的恢復期行動力較不足）。 ・這類患者在如廁、沐浴、走廊中行走時仍需要輔助器材（如扶手、助行器、電動床、馬桶增高器），方能安全地獨立行動。 ・設計重點在於如何滿足被照護者的需求，必須考慮如何讓被照護者可安全地使用輔具，如輪椅的迴轉空間、容易操作輔具的坡度等。 ・良好的設計可增加被照護者的獨立性，並減少照護者的負擔。
可協助移位 的被照護者	如可自行維持坐姿平衡、可以稍微站起來	・身體狀況許可、能了解指令並願意合作的被照護者，可以配合照護者進行轉移位。

		· 這類型被照護者可能可藉由輔具自行走動，但穿衣、上下床、如廁時上下馬桶、沐浴時進出淋浴間時需要照護者的協助。 · 若機構中有這類型的病患，須預留足夠的空間供照護者協助其執行上述動作，設計重點將放在協助將被照護者本身的能力最大化，並減少照護者受傷的風險。
無法獨立的被照護者	因身心狀況不佳，需要他人協助行動、移位	· 完全無法獨立的被照護者可能是臥床或僅能坐在輪椅上，身體或認知狀況不佳。 · 這類被照護者在高齡養護機構中為數不少，因缺乏自主能力，設計器材設備時，需要電動移位機、洗澡床、水平移位推床及轉移位輔具（如移位滑墊／滑板等）。 · 應設計照護者協助被照護者移動的空間，如床邊、浴廁、餐桌邊等，都需要預留人員和輔具進出的空間。 · 須考慮肥胖或身材高壯個案的需求，添購設備時須注意器材的載重與尺寸，設計空間時應注意進出口與電梯大小（大尺寸病床、輪椅、輔具等）、扶手載重程度加大、走廊須可供大尺寸病床迴轉、浴廁空間加大等。

◢設計須保留彈性

　　機構中的被照護者狀況不一，且隨時都會變化，因此設計時須保持彈性，讓所有狀況（包括完全獨立到完全臥床的狀態），讓各階段的被照護者都能獲得妥善的照顧。

◎輔具評估與選擇程序

　　綜合以上說明，並結合國際安全照護規範與台灣使用習慣，中華安全照護協會制訂了「No-Lift Policy優良安全照護機構」標準，供各機構自我評估。（詳見第233頁附錄7）

◢成立輔具評估小組

　　可以下列三種形式組成評估小組，進行所需輔具評估。

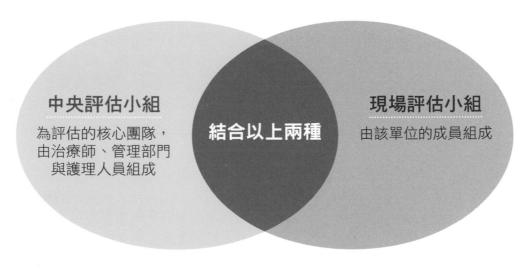

中央評估小組
為評估的核心團隊，由治療師、管理部門與護理人員組成

結合以上兩種

現場評估小組
由該單位的成員組成

● 進行評估

評估被照護者適合的移轉位方式。

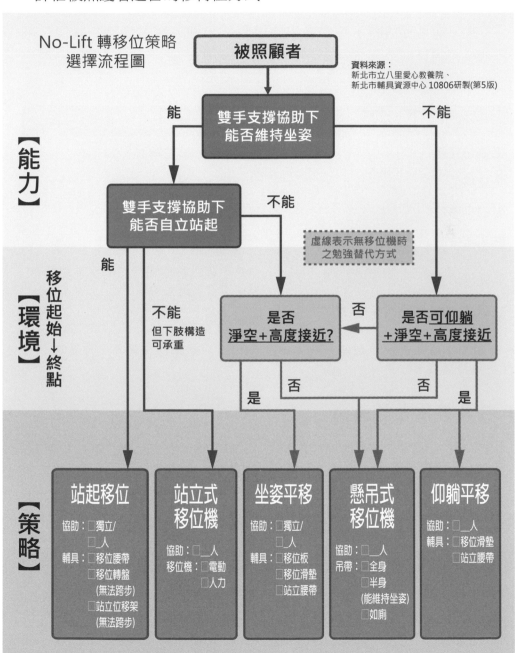

No-Lift 轉移位策略
選擇流程圖

被照顧者

資料來源：
新北市立八里愛心教養院、
新北市輔具資源中心 10806研製(第5版)

【能力】

能　　雙手支撐協助下
　　　能否維持坐姿　　不能

雙手支撐協助下
能否自立站起　　不能

能

虛線表示無移位機時
之勉強替代方式

【環境】

移位起始→終點

不能
但下肢構造
可承重

是否
淨空+高度接近?　　否　　是否可仰躺
+淨空+高度接近

否　　　　否

是　　　　　　是

【策略】

站起移位	站立式移位機	坐姿平移	懸吊式移位機	仰躺平移
協助：□獨立/ □__人 輔具：□移位腰帶 □移位轉盤 (無法跨步) □站立位移架 (無法跨步)	協助：□__人 移位機：□電動 □人力	協助：□獨立/ □__人 輔具：□移位板 □移位滑墊 □站立腰帶	協助：□__人 吊帶：□全身 □半身 (能維持坐姿) □如廁	協助：□__人 輔具：□移位滑墊 □站立腰帶

減少照護二次傷害，老後安居，40歲就部署終身宅，善用通用設計環境

打造安全照護環境無障礙設施

219

依移轉位方式選擇適用的輔具

　　進行輔具評估時，通常會依使用單位類別、較常遇到的狀況，列出大略的輔具需求。下表可顯示90%的使用狀況，惟使用單位仍須以個案需求為最終依歸。

轉移位方法	輔具選項
坐姿站立法	移位腰帶、移位轉盤
站立移位	站立式移位機
坐姿平移法	移位腰帶、移位滑板
懸吊移位	懸吊式電動移位機、落地型移位機
仰躺平移法	全身型硬式移位滑墊、附把手之全身移位滑墊、高背輪椅
床上平移	移位滑墊

● 依被照顧者粗大動作功能分級（如圖示P.221）選擇適用輔具，亦是施行自立支援照護參考方式。

輔具其他考量面向

1.輔具需對照護者與被照護者雙方都安全。必須要穩定、足以安定支撐被照護者，並符合照護者人體力學。	6.該器材需在狹小的空間內也便於使用。
2.輔具必須讓被照護者覺得舒服，不能造成或加重疼痛、瘀傷或破皮。	7.多功能尤佳。
3.輔具需簡單明瞭且便於管理。	8.需便於清潔。
4.須便於儲藏。	9.數量需足夠。
5.須便於維修。	10.考量輔具成本。

粗大動作功能分級

分級一　提醒〉預防走失

可以跑跳，上下樓梯不需扶欄杆

區分〉跑跳能力

分級二　提醒〉預防跌倒

能放手行走，不能跑跳上下樓梯需扶欄杆

區分〉放手步行

分級三　提醒〉鼓勵自立支援

需扶持穩定物才能行走

區分〉扶持步行

分級四　提醒〉需特殊訓練設備

無法行走，但能在無頭靠支撐下維持坐姿

   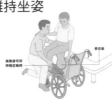

區分〉頭頸控制

分級五　提醒〉照顧更輕鬆

無法行走，但能在無頭靠支撐下維持坐姿

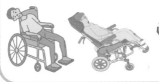   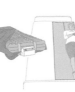 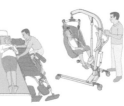

資料提供：楊忠一（新北市輔具資源中心主任）

減少照護二次傷害，老後安居，40歲就部署終身宅，善用通用設計環境

打造安全照護環境無障礙設施

◼ 空間設計要點

空間不足會增加照護的難度與風險，因此設計時預留足夠空間相當重要。以下綜合澳洲、加拿大、北歐的空間設計要點，提供參考。

空間類型	設計考量	注意事項
臥房	・須配置衛浴設備，浴廁入口須在房內。 ・須有個人衣櫃。	・非單人房，須確保每位被照護者擁有隱私。 ・臥房空間要足以讓所有設備在房內180度迴轉。病床兩邊與腳邊都要預留操作空間。 ・預留懸吊式移位機軌道空間。
浴廁	・須設置馬桶、洗手台與沐浴設備。 ・浴室門打開時，不能阻擋另一道門（如臥室或衣櫃門）。 ・浴廁空間須預留1.5公尺的輪椅迴轉半徑（夠讓需協助的被照護者從輪椅上、自馬桶前方與側邊上下馬桶）。 ・衛浴設備旁皆須裝設扶手。	・門鎖須為照護者與被照護者都可以輕易開啟的類型。 ・浴室中要有個人的儲物空間。 ・建議於浴廁內加裝暖燈或暖氣設備。
用餐區	・要考慮尖峰時段用餐人數（含照護者、被照護者、訪客）、設備／尺寸、被照護者需要的搬移方式。 ・使用懸吊設備搬運被照護者，椅子前方應留1.5公尺的空間。	・獨立於其他設施。 ・應設置獨立廁所。 ・擺放洗手台，供照護者、被照護者與共餐者使用。

	·餐桌高度與寬度必須適合輪椅進出與移動。 ·餐椅需有扶手。	
走廊	·考量有輪子的器材設備與人員進出及操作時的空間。 ·若使用輪床，走廊寬度建議為2.1～2.35公尺。 ·適合病床的走廊寬度為1.8公尺。	·筆直設計，以降低器材操作風險。 ·走廊上的迴轉空間不得放置物品或設備（如飲水機、洗手台）。
儲藏空間	·設計時須考量設備使用的類型（如輪椅、懸吊轉移位設備、助行類器材、給藥用具等）、數量及特殊需求。 ·坐姿／站姿轉位器材：面積（長x寬，平均為0.74平方公尺）x器材數量。 ·地板固定式移轉位器材：面積（長x寬，平均為0.92平方公尺）x器材數量。	·儲藏空間的配置要讓使用者可以方便取得並收納器材，也須考慮搬運動線、充電位置等。
門	·房門寬度因場所不同而有不同需求：急診與浴室的門需寬於90公分、一般病房的門要寬於1.1公尺、特殊需求的門（如大尺寸、配備急救設備）要寬於1.35公尺，或依機構需求調整。 ·浴廁建議採用向外開的推門或滑門，避免使用自動閉門裝置（因照護者操作器材或被照護者獨自通過時，須另外花力氣抵住門）。	·門常見的樣式有：推門、滑門、子母門與電動門。

空間類型	設計考量	注意事項
家具／床	·無法獨立或需要協助的被照護者需要電動、可調整高低的床。 ·床須配備大尺寸輪子、剎車、可升降、調整背部與腳部傾斜程度。 ·高度須與其他輔助器材相符，床底預留落地型懸吊機的使用空間。	·床的兩側要預留空間供照護者使用，減低其在整理床單、床上平移或轉移位時的風險。
椅子	·通常較大，可以調整高度、斜度、腳部支撐長度。 ·輪椅不能太深、扶手可拆／掀／拔／降，以利水平移位。	·被照護者可能直接以輪椅就餐桌用餐，因此餐桌高度必須配合輪椅。

中 華 民 國
家庭照顧者關懷總會

政府四項新制補助

 長照四包錢

長照四包錢
您家如何聰明用？

● 什麼是長照四包錢？

107年1月起，長照2.0提供「照顧及專業服務」、「交通接送服務」、「輔具服務及居家無障礙環境改善服務」、「喘息服務」等四項補助，簡稱「長照四包錢」。

1.照顧及專業服務	2.交通接送服務	3.輔具及居家無障礙環境改善服務	4.喘息服務
依失能程度二至八級補助約每月1萬元至3萬6千元(自負額最高16%)，等於花1千6至6千元間，即可使用居家服務、日間照顧等「照顧服務」，或居家復能、居家營養等「專業服務」項目。	失能第四級以上者，依交通遠近補助每月1,680元至2,400元（自負額最高30%）。	每三年最高4萬元（自負額最高30%）。	每年最高補助48,510元（自負額最高16%），可使用於居家喘息、機構喘息、日間照顧中心喘息、小規模多機能（夜間臨托）、巷弄長照站臨托等五項喘息服務。

● 誰可以申請補助？

經醫師評估，失能、失智或身心障礙狀況持續已達或預期達六個月以上者，並經縣市長照管理中心評估符合長照2.0補助資格。

請注意！外籍看護工家庭也可申請補助

聘僱外籍看護工家庭也可申請「長照四包錢」，其中「交通接送服務」、「輔具及居家無障礙環境改善服務」、「喘息服務」等三包錢之補助，並無差別，但限制「照顧及專業服務」給付額度僅有未聘僱家庭額度的百分之三十，並限用於復能服務、進食與吞嚥照護、營養照護等「專業服務」項目，不得使

用居家服務、日間照顧中心等「照顧服務」項目。但「到宅沐浴車服務」不受此限制。

陳阿公為一般戶，居住於基隆市，體重80公斤，中風兩次，又因疾病身體功能衰退有肢體障礙，與女兒一家人同住。每週喜歡到活動中心跟人下棋至少一次，家中已有輪椅。經照管中心評估為第五級失能。第五級失能等級範例如下：

長照需要等級	第5級	
長照服務給付額度	照顧及專業服務類	24,100元/月
	交通接送服務類	1,680元/月
	輔具服務及居家無障礙環境改善服務類	4萬元/3年
	喘息服務類	32,340元/月
照顧問題清單	備餐問題、洗澡問題、外出問題、跌倒風險問題、照顧負荷	

資料來源：衛生福利部「長照給付及支付基準及相關制度」範例
更多內容詳見http://www.familycares.com.tw/intro.php

●如何申請四包錢補助？

1. 撥打長照專線1966。

2. 出院前，向醫院詢問是否可協助銜接長照2.0出院準備服務。

受理申請後，將由縣市政府長期照顧管理中心指派「照顧管理專員」到府評估，由於這對補助額度的影響甚大，建議家人務必陪伴受理評估，並準備好相關資訊，包括：長輩有哪些照顧需求（例如沐浴、備餐、陪伴外出等）？家庭照顧人力？家庭經濟條件？愈清楚的資訊，能加速照顧管理專員判斷與協助。

若有任何問題，歡迎洽詢家庭照顧者關懷專線0800-507272。

更多資料詳見原文網址：http://www.familycares.com.tw/

資料授權來源：中華民國家庭照顧者關懷總會

【附錄2】 各縣市輔具資源中心

機構	電話
台北市合宜輔具中心	(02)77137760
台北市西區輔具中心	(02)25775689轉51
台北市南區輔具中心	(02)27207364
台北市陽明交通大學ICF暨輔助科技研究中心	(02)28743415~6
基隆市輔具資源服務中心	(02)24662355轉248
新北市輔具資源中心	(02)82867045
桃園市輔具資源中心（南區）	(03)4890298
桃園市輔具資源中心（北區）	(03)3683040
新竹市輔具資源中心	(03)5623707轉131～142
新竹縣輔具資源中心	(03)5527316轉10～16
苗栗縣輔具資源中心	(037)268462~3
台中市北區輔具資源中心（潭子）	(04)2531-4200
台中市南區輔具資源中心（南屯）	(04)24713535轉1177
台中海線輔具資源中心	(04)26627152轉35～39
台中市教育部大專校院及高中職肢障學生教育輔具中心	(04)24739595轉21501或21502
彰化縣二林輔具資源中心	(04)8962178
彰化縣田尾輔具資源中心	(04)8836311
南投縣第一輔具資源中心8	(049)2420338
南投縣第二輔具資源中心	(049)2228086
雲林縣輔助器具資源中心	(05)5339620
雲林縣輔助器具資源中心（北港站）	(05)7827620
嘉義市輔具資源中心（東區）	(05)2254844
嘉義市輔具資源中心（西區）	(05)2858215
台南市輔具資源中心（永華區）	(06)2098938
台南市輔具資源中心（民治區官田）	(06)5790636
台南市輔具資源中心（民治區佳里）	(06)7266700
高雄市北區輔具資源中心岡山服務站	(07)622-6730轉150
高雄市南區輔具資源中心	(07)8416336
屏東縣輔具資源中心（北區及中區）	(08)7899599
宜蘭縣輔具資源中心	(03)9320920
花蓮縣輔具資源中心	(03)8225365、8241657
台東縣輔助資源中心	(089)232263
連江縣輔具資源中心	(083)623050
金門縣輔具資源中心	(082)333629
澎湖縣輔具資源中心	(06)9262740

【附錄3】 各縣市長期照護管理中心

機構	分行	地址	電話
台北市長期照顧管理中心	總站	台北市中山區玉門街1號（AS41辦公室）	(02)25371099 或1999#9
	東區服務站（南港、內湖、信義）	台北市南港區同德路87號9樓（臺北市立聯合醫院忠孝院區）	(02)55582988 分機200-255
	西區服務站（萬華、中正）	台北市中正區中華路二段33號A棟5樓（台北市立聯合醫院和平院區）	(02)23753323 分機300-312
	南區服務站（松山、大安、文山）	台北市大安區仁愛路四段10號5樓（臺北市立聯合醫院仁愛院區）	(02)27049114 分機200-255
	北區服務站（北投、士林）	台北市士林區雨聲街105號2樓（臺北市立聯合醫院陽明院區）	(02)28389521 分機500-512
	中區服務站（大同、中山）	台北市鄭州路145號6樓（臺北市立聯合醫院中興院區）	(02)25527945 分機300-312
新北市長期照顧管理中心	板橋分站	新北市板橋區中正路10號2樓	(02)29683331
	雙和分站	新北市中和區南山路4巷5號2號	(02)22464570
	三重分站	新北市三重區中山路2-1號2樓	(02)29843246
	新店分站	新北市新店區北新路一段88巷11號4樓	(02)29117079
	汐止分站	新北市汐止區新台五路一段266號3樓	(02)26903966
	三峽分站	新北市三峽區光明路71號3樓	(02)26742858
	新莊分站	新北市新莊區中華路一段2號2樓	(02)29949087
	淡水分站	新北市淡水區中山路158號3樓	(02)26297761
	金山分站	新北市金山區玉爐路7號	(02)24989898 分機2011
桃園縣長期照顧管理中心	總站	桃園市縣府路55號1樓	(03)3321328
	南區分站	桃園縣中壢市溪洲街298號4樓	(03)4613990
	復興分站	桃園縣復興鄉澤仁村中正路25號	(03)3821265 轉503
新竹市長期照顧管理中心		新竹市東區竹蓮街6號3樓（向日葵大樓）	(03)5628850 (03)5628852
新竹縣長期照顧管理中心		新竹縣竹北市光明六路10號（新竹縣政府B棟4樓）	(03)5518101 轉5210~5222
苗栗縣長期照顧管理中心	苗栗總站	苗栗市府前路1號5樓（苗栗縣政府第2辦公大樓）	(037)559316
	頭份分站	苗栗縣頭份鎮頭份里顯會路72號3樓（苗栗縣頭份鎮衛生所）	(037)684074

機構	分行	地址	電話
台中市長期照顧管理中心	豐原區	台中市豐原區中興路136號	(04)25152888
	分站 （原台中市）	台中市西區民權路105號2樓	(04)22285260
彰化縣長期照顧管理中心		彰化市旭光路166號	(04)7278503
南投縣長期照顧管理中心		南投市復興路6號1樓 （南投縣衛生局）	(049)2209595
雲林縣長期照顧管理中心		雲林縣斗六市府文路22號 （斗六地政事務所對面）	(05)5352880
嘉義市長期照顧管理中心		嘉義市德明路1號1樓	(05)2866889
嘉義縣長期照顧管理中心		嘉義縣太保市祥和二路東段1號	(05)3620900轉 3216-3228
台南市政府照顧服務管理中心		台南市安平區中華西路2段315號6樓	(06)2931232
高雄市長期照顧管理中心	中正站	高雄市苓雅區凱旋二路132號	(07)7134000
	仁武站	高雄市仁武區文南街1號2樓	(07)3732935
	大寮站	高雄市大寮區進學路129巷2-1號	(07)7821292
	岡山站	高雄市岡山區公園路50號3樓	(07)6224718
	美濃站	高雄市美濃區美中路246號	(07)6822810
	永安站	高雄市永安區永安路28-1號	(07)6910923
屏東縣長期照顧管理中心	總站	屏東縣屏東市自由路272號	(08)7351010 (08)7370002 轉156
	屏東區分站	屏東縣屏東市華正路95號 （老人文康活動中心1樓）	(08)7372500
	高樹區分站	屏東縣高樹鄉長榮村南昌路12之2號 （高樹鄉衛生所2樓）	(08)7960222
	潮州區分站	屏東縣崁頂鄉崁頂村興農路29-9號 （崁頂鄉衛生所）	(08)8632102 (08)8632103
	枋寮區分站	屏東縣枋寮鄉保生村海邊路6號 （枋寮社福中心3樓）	(08)8781101
	恆春區分站	屏東縣恆春鎮文化路78號 （恆春鎮衛生所）	(08)8892140
	三地門鄉據點	屏東縣三地門鄉體育館暨多功能活動中心	(08)7995139
	滿州鄉據點	屏東縣滿州鄉中山路148號	(08)8802021
	牡丹鄉據點	屏東縣牡丹鄉石門村石門路31之6號	(08)8831320

基隆市長期照顧管理中心		基隆市安樂區安樂路二段164號前棟1樓	(02)24340234
宜蘭縣長期照顧管理中心	總站	宜蘭縣宜蘭市聖後街141號	(03)9359990 (03)9324110
	溪南分站	宜蘭縣羅東鎮民生路79號2樓	(03)9569990
花蓮縣長期照顧管理中心	總站	花蓮縣花蓮市文苑路12號3樓	(03)8226889
	南區分站	花蓮縣玉里鎮中正路152號	(03)8980220
台東縣長期照顧管理中心		台東市博愛路336號5樓	(089)357328
澎湖縣長期照顧管理中心		澎湖縣馬公市中正路115號1樓	(06)9272162
金門縣長期照顧管理中心		金門縣金湖鎮中正路1-1號2樓	(082)334228
連江縣長期照顧管理中心		連江縣南竿鄉復興村216-1號	(0836)22095轉211

【附錄4】 國內輔具補助系統簡表

國內輔具補助系統	行政院[1]	勞動部[2]			衛生福利部[3]				教育部		體育署
	退輔會	勞發署		職安署	社家署	護健司	社家署	健保署	國教署		體育署
	勞民輔具	身障職再	中高齡職再	職災勞工輔具	身障輔具	身障醫療輔具	失能老人輔具	健保輔具	學前、國中小	大專校院及高中職	身障運動輔具
申請者	個人	單位、個人	單位	個人	個人	個人	個人	個人	學校	學校	團體、縣市
目前主要補助方式	實物	費用	費用	費用	費用	費用	費用	實物	借用（由管理／資源中心統籌，借學校及學生）		費用
主要申請窗口	勞服處、榮家、北榮身障中心	所轄勞工主管機關	所轄就業中心→五大分署	職災勞工保護組	公所、輔具資源中心	公所、衛生局	長照護管中心、輔具資源中心	特約醫院轄區健保局分局	特教資源中心	全國三大教育／學習輔具中心	體育署全民運動組
申請額度限制	每人每年兩項	台北市每單位每年20萬上限	每人每年10萬上限	每人每年四項，每年六萬上限	每人兩年四項		每人十年10萬上限	18歲以上，同一部位給付一次為限	－	－	每人申請一類為限

註1：退輔會全名「國軍退除役官兵輔導委員會」；榮服處全名「榮民服務處」；榮家全名「榮譽國民之家」；北榮身障中心全名「台北榮民總醫院身障重建中心」。

註2：勞發署全名「勞動力發展署」；職安署全名「職業安全衛生署」；職再全名「職務再設計」；職災設施與職災職再未納入本表。

註3：社家署全名「社會及家庭署」；護健司全名「護理及健康照護司」；健保署全名「中央健康保險署」。

【附錄5】 輔具核定服務流程

輔具核定及請款流程，以新北市為例，如下：

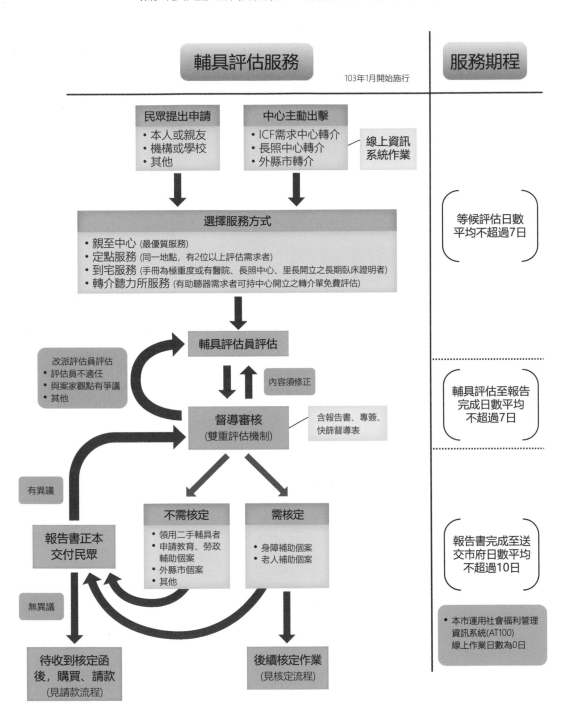

【附錄6】 輔具請款服務流程

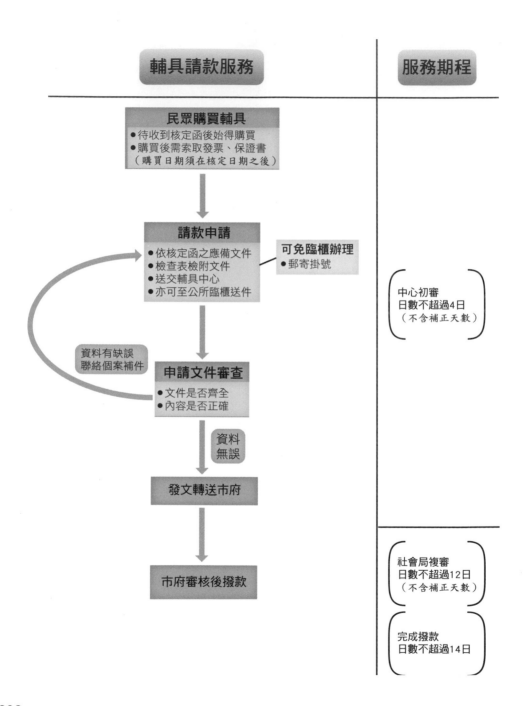

輔具請款服務　　　　　服務期程

民眾購買輔具
- 待收到核定函後始得購買
- 購買後需索取發票、保證書
（購買日期須在核定日期之後）

請款申請
- 依核定函之應備文件
- 檢查表檢附文件
- 送交輔具中心
- 亦可至公所臨櫃送件

可免臨櫃辦理
- 郵寄掛號

中心初審
日數不超過4日
（不含補正天數）

資料有缺誤
聯絡個案補件

申請文件審查
- 文件是否齊全
- 內容是否正確

資料
無誤

發文轉送市府

市府審核後撥款

社會局複審
日數不超過12日
（不含補正天數）

完成撥款
日數不超過14日

【附錄7】 優良安全照護機構一覽表

資料來源：中華安全行動照護協會「No-Lift Policy」優良安全照護機構認證（http://www.cspha.org.tw/good/1.html）

所在區域	機構	機構類型
北部	台北榮民總醫院（神經修護病房）	醫院
	台北市立陽明教養院（永福院區）	身心障礙機構
	新北市立八里愛心教養院	身心障礙機構
	新北市樂山教養院	身心障礙機構
	三軍總醫院附設護理之家	長照機構
	雙連安養護中心	長照機構
	至善安養護中心	長照機構
	龍潭敏盛醫院附設護理之家	長照機構
	桃園縣立脊髓損傷潛能發展中心	身心障礙機構
	台北市立聯合醫院附設忠孝護理之家	長照機構
	台北市立聯合醫院附設仁愛護理之家	長照機構
	台北市立聯合醫院附設陽明護理之家	長照機構
南部	嘉義基督教醫院附設護理之家	長照機構
	高雄榮民總醫院台南分院附設護理之家	長照機構
	高雄市脊髓損傷者成功之家	身心障礙機構
東部	基督教門諾醫院（內科病房）	醫院
	基督教門諾醫院壽豐護理之家	長照機構
	黎明教養院	身心障礙機構

【附錄8】 No-Lift Policy優良安全照護機構認證自評表

資料來源：中華安全行動照護協會「No-Lift Policy」優良安全照護機構認證(http://www.cspha.org.tw/good/1.html)

機構／單位基本資料（參與認證可以全機構，亦可大機構中單一科別、單位參與）
機構／單位 名稱：
1.機構／單位 負責人：
2.連絡人：（姓名）（email）（電話）（手機）
3. 機構／單位 住民總人數：　　　人
(a)可以完全獨立行走：　　　人
(b)需進行轉移位方式評估：　　　人
(a-b)他人協助下可以行走：　　　人
無法行走，在雙手扶持下可抗外力維持坐姿平衡：　　　人
無法行走，在雙手扶持無法抗外力維持坐姿平衡：　　　人
4.機構／單位 工作人員總人數：　　　人
直接照顧者 人數：　　　人（如：照顧服務員、保育員、護理人員、治療師等）
間接照顧者 人數：　　　人（如：行政人員、督導人員、社工人員等）

壹、政策制度

項目	提供文件與相關呈現方式	附註
No-Lift Policy相關流程作業	已完成轉移位相關政策制定與機構工作人員執行轉移位相關流程規範	相關作業流程附於附件一
照護者執行轉移位工作傷害相關評估與評估比例	1. 評估工具內容包含： （下述三項需至少包含其中二項) □工作傷害，及相關工作傷害之量化與描述 □心理壓力狀況量化與描述 □含專業人員評估後之建議 2. 接受評估之相關照護人員比例： 已接受相關評估之直接照顧者人數：　　　人 已接受相關評估之直接照顧者人數／直接照顧者人數＝　　　％（評估比例達75%即達標準)	評估工具 評估結果統計分析附於附件二

234

被照護者轉移位方式、空間、設備的評估比例	1.轉移位專業評估表，內容包含： □個案現有能力評估 □個案照護空間相關問題評估 □轉移位策略建議 □轉移位輔具應用建議 2.接受評估之被照護者比例： 已接受評估之被照護者數量：　　　人 已接受評估之被照護者數量／需進行轉移位方式評估住民人數＝　　　％（評估比例達90％即達標準）	轉移位專業評估表評估結果統計分析附於附件三

貳、教育訓練與推廣成效

項目	提供文件與相關呈現方式	附註
No-Lift Policy教育訓練的內容	No-Lift Policy相關教育訓練內容包含： □No-Lift Policy的態度與觀念 □人體生物力學與轉移位相關工作傷害之關係 □各種相關輔具的介紹 □轉移位策略的評估與選擇 □各種相關轉移位技巧的操作	教育訓練講義資料附於附件四
No-Lift Policy教育訓練推廣、普及性與參與度	1. No-Lift Policy推廣方式： （以下三項，若其中二項有包含，即達標準） □辦理教育課程 □平面文宣（相關海報佈置、衛教單張、個案標示） □網路、電子媒體（相關教學影片、衛教知識） 2.普及性與參與度：接受轉移位教育訓練之相關照顧人員比例 直接照顧者接受至少4小時（含操作）之No-Lift Policy相關教育訓練人數：　　　人 直接照顧者接受訓練人數／直接照顧者＝　　　％（接受教育訓練比例達75％即達標準） 間接照顧者接受至少2小時之No-Lift Policy相關教育訓練人數：　　　人 間接照顧者接受訓練人數／間接照顧者人數＝　　　％（接受教育訓練比例達50％即達標準）	呈現推廣方式接受教育訓練名冊附於附件五

參、硬體與設備
認證時，委員現場確認數量與需求人數之合理性

	相關輔具之配合	數量(A)	經評估有需求人數(B)	分配公用人數（B/A）	認證標準（B/A）
被照顧者照護空間的無障礙與個別化	一般輪椅				<2
	利於轉移位功能輪椅（低靠背）				<2
	可仰躺／傾倒輪椅（介護輪）				<2
	可仰躺／傾倒輪椅（自推輪）				<2
	總計				
	床面高低可升降之病床				<1
	□走道與斜坡空間方便推行符合無障礙法規 □浴廁空間方便推行符合無障礙法規				

各類型轉移位輔具數量統計
認證時，委員現場確認數量與需求人數之合理性

	轉移位輔具	數量(A)	經評估有需求人數(B)	分配公用人數（B/A）	認證標準（B/A）
轉移位輔具數量是否充足可及	移位轉盤				<6
	移位腰帶（或靠帶）				<6
	移位板				<6
	移位滑墊（半身短型）				<6
	移位滑墊（全身長型）				<3
	懸吊式移位機				<10
	站立式移位機				<10
	其他				
轉移位輔具之維護	轉移位輔具之維護管理狀況良好 □相關維護、修理紀錄 □相關滑墊、吊帶之清潔 □移位機之充電管理				管理、紀錄表格附於附件六

【附錄9】 安全照護預算表（參考用）

機構[1]	住民類型	移轉位輔具數量建議	預估輔具花費[3]
A	20%住民臥床 80%部分自理[2]	・移位腰帶13條 ・移位轉盤13個 ・移位板13個 ・移位滑墊（全身長型）3個 ・懸吊式移位機1組 （站立式移位機1台）	約29～46萬
B	50%住民臥床 50%部分自理	・移位腰帶8條 ・移位轉盤8個 ・移位板8個 ・移位滑墊（全身長型）6個 ・懸吊式移位機2組 ・站立式移位機1台	約44～70萬
C	80%住民臥床 20%部分自理	・移位腰帶3條 ・移位轉盤3條 ・移位板3個 ・移位滑墊（全身長型）5個 ・懸吊式移位機4組 ・站立式移位機2台	約58～120萬

註1. 每家機構以50位住民為例。

註2. 部分自理為扣除全臥床、可以自己行動者的其他狀況，包括可稍微站起、無法站但可維持坐姿平衡者等。

註3. 依住民實際評估狀況、產品品牌等有所差異。

參考書目

1. 2010 Health Guidelines Revision Committee Specialty Subcommittee on Patient Movement (2010). Patient Handling and Movement Assessments: A White Paper. Dallas, TX: 2010 The Facility Guidelines Institute

2. Alexander, A., Woolley, S.M., & Bisesi, M. (1995). The effectiveness of back belts on occupational back injuries and worker perception. Professional Safety, 10, 22-26.

3. American Nurses Association. Safe Patient Handling取自http://www.anasafepatienthandling.org/Main-Menu/SPH-Background/Background.aspx

4. AOHP OSHA Alliance Implementation Team (2006). Beyond Getting Stated: A resource guide for establishing a safe patient handling program in the acute care setting. 取自http://www.washingtonsafepatienthandling.org/images/AOHP_OSHA_alliance.pdf

5. Australian Nursing Federation (VIC Branch) (March, 1998). Policy Statement.取自http://www.anfvic.asn.au/multiversions/3555/FileName/NoLifting.pdf

6. Blue, C.L. (1996). Preventing back injury among nurses. Orthopaedic Nursing, 15, 9-22

7. Bureau of Labor Statistics (2009) Incidence rate and number of nonfatal occupational injuries by selected industries and ownership.取自http://www.bls.gov/news.release/osh.t05.htm

8. Bureau of Labor Statistics (2009). Occupational Outlook Handbook 2010-2011 Edition.取自 http://www.bls.gov/oco/ocos083.htm#projections_data

9. Bureau of Labor Statistics. (2002, December 19). Survey of occupational inquiries and illnesses, 2001. U.S. Department of Labor.

10. Cal/OSHA Consultation Service (1997). A Back Injury Prevention Guide for Health Care providers. 取自http://www.dir.ca.gov/dosh/dosh_publications/backinj.pdf

11. Centers for Disease Control and Prevention, National Institute for Occupational Safety and Health (NIOSH) (1997). Elements of ergonomic programs.取自 www.cdc.gov/niosh/third.

12. Charney, W., Zimmerman, K., & Walara, E. (1991). The lifting team: A design method to reduce lost time back injury in nursing. AAOHN Journal, 39(5), 231-234.

13. Collins, J. W., Wolf, L., Bell, L., Evanoff, B. (2004). An evaluation of a ' 'best practices' ' musculoskeletal injury prevention program in nursing homes. Injury Prevention; 10:206–211.取自 http://www.cdc.gov/niosh/awards/hamilton/pdfs/Collins-practices.pdf

14. Fragala, G., & Bailey, L.P. (2003). Addressing occupational strains and sprains: musculoskeletal injuries in hospitals. AAOHN Journal, 51(6), 252-259.

15. Legislation-Safe-Patient Handling New York State Initiatives (n.d.). New York State Zero Lift Task Force.取自http://www.zeroliftforny.org/index.php

16. Moses, E.B. (Ed.). (1992). The registered nurse population: Findings from the national sample survey of registered nurses. Washington DC: U.S. Department of Health and Human Services, U.S. Public Health Service, Division of Nursing.

17. National Institute of Occupational Safety & Health (NIOSH) Back Belt Working Group. (1994). Workplace use of back belts: Review and recommendations. Rockville, MD: National Institute for Occupational Safety and Health.取自 http://www.cdc.goc/niosh/94-122.html.

18. National Senior Living Provider Network (2011). Hospice Industry Outlook- 2011 Report.民100年10月3日,取自 http://nslpn.com/industry-outlook/?s=2011+home+health+industry+outlook

19. Nelson, A., Baptiste, A.S. (2004). Evidence-Based Practices for Safe Patient Handling

and Movement,取自http://www.nursingworld.org/MainMenuCategories/ANAMarketplace/ANAPeriodicals/OJIN/TableofContents/Volume92004/No3Sept04/EvidenceBasedPractices.asp

20. Nelson, A., Collins, J., Siddharthan, K & Matz, M. (2008). Link between safe patient handling and quality of care. Rehabilitation Nursing 33, 1: 33-41.

21. Nelson, A., Matz, M.,Chen, F., Siddharthan L., Lloyd, J., Fragala, G. (2006). Development and Evaluation of a multi-faceted ergonomics program. International Journal of Nursing Studies, 43, 6: 717-733

22. Nelson, A.L., Fragala, G., & Menzel, N. (2003a). Myths and facts about back injuries in nursing. American Journal of Nursing, 103, 32-40.

23. O'Shea and Associates (n.d.). No-Lift: A proven approach to safe patient handling and transferring. 取自 http://www.nolift.com/regulation.htm

24. Owen, B. (1989). The magnitude of low-back problems in nursing. Western Journal of Nursing Research, 11, 234-242.

25. Patient Safety Center of Inquiry, Veterans Health Administration and Department of Defense. (2005). Patient Care Ergonomics Resource Guide: Safe Patient Handling .取自http://www.visn8.va.gov/visn8/patientsafetycenter/resguide/ErgoGuidePtOne.pdf

26. Pizzi, R. (2010). Healthcare reform could stifle nursing home industry growth. Healthcare Finance News. 取自http://www.healthcarefinancenews.com/news/healthcare-reform-could-stifle-nursing-home-industry-growth

27. Rosenfeld, J. (2010), Nursing Home Insights From The Director Of A Therapeutic Recreation And Activity Consultant. 取自 http://www.nursinghomesabuseblog.com/national-nursing-home-issues/nursing-home-insights-from-the-director-of-a-therapeutic-recreation-and-activity-consultant/

28. Shepherd, C. (2001, Summer). Dimensions of care: ergonomics for the hospital setting. Occupational Health Tracker, 4(2).取自www.systoc.com/Tracker/Summer01/ErgonHosp.asp.

29. Trends in Nursing Home Senior Care Facilities (n.d.).取自http://www.scumdoctor.com/senior-care/Trends-In-Nursing-Home-Senior-Care-Facilities.html

30. Tuohy-Main, K. (1997). Why manual handling should be eliminated for resident and career safety. Geriaction, 15, 10-14.

31. Videman, T., Nurminen, T., Tolas, S., Kuorinka, I., Vanharanta, H., & Troup, J. (1984). Low back pain in nurses and some loading factors of work. Spine, 9(4), 400-404.

32. Virginia Polytechnic Institute and State University, Environmental Health and Safety Services. (n.d.). Workplace ergonomics: Engineering controls.取自www.ehss.vt.edu/Programs/OHIH/Ergo/08_Engineering Controls.htm.

33. Wassell, J.T., Gardner, L.I., Landsittel, D.P., Johnston, J.J., & Johnston, J.M. (2000). A prospective study of back belts for prevention of back pain and injury. Journal of the American Medical Association, 284(21), 2727-2732.

34. Wicker, P. (2000). Manual handling in the perioperative environment. British Journal of Perioperative Nursing, 10(5), 255-259.

35. 張雅雯(民94年5月3日) 八成醫院 護士鬧缺。民生報。

36. 張曉卉康健雜誌「高齡社會專題報導」——《請外勞、家人照顧，還是送機構？》

37. 陳俐瑾、游惠珠、蕭晴文(民104)《簡單了解護士荒》科技報導。

38. 楊荏傑(民105)「照顧要花多少錢？有比外傭更好的選擇嗎？」大數聚。

39. 盧美秀(民94) 護理專業問題研討。台北市：五南文化。

Dr.Me健康系列HD0151X

延緩失能安全照護全書【暢銷修訂版】

作　　者／郭外天
選書 人／林小鈴
主　　編／陳玉春
編　　輯／張棠紅

行銷經理／王維君
業務經理／羅越華
總 編 輯／林小鈴
發 行 人／何飛鵬
出　　版／原水文化
　　　　　台北市民生東路二段141號8樓
　　　　　電話：02-2500-7008　傳真：02-2502-7676
　　　　　網址：http://citeh2o.pixnet.net/blog　E-mail：H2O@cite.com.tw
發　　行／英屬蓋曼群島商家庭傳媒股份有限公司城邦分公司
　　　　　台北市中山區民生東路二段141號2樓
　　　　　書虫客服務專線：02-25007718；25007719
　　　　　24小時傳真專線：02-25001990；25001991
　　　　　服務時間：週一至週五9:30～12:00；13:30～17:00
讀者服務信箱E-mail：service@readingclub.com.tw
劃撥帳號／19863813；戶名：書虫股份有限公司
香港發行／香港灣仔駱克道193號東超商業中心1樓
　　　　　電話：852-25086231　傳真：852-25789337
　　　　　電郵：hkcite@biznetvigator.com
馬新發行／城邦（馬新）出版集團
41, JalanRadinAnum, Bandar Baru Sri Petaling,
57000 Kuala Lumpur, Malaysia.
電話：603-905-78822　傳真：603- 905-76622
電郵：cite@cite.com.my

美術設計／罩亮設計工作室
攝　　影／子宇影像工作室‧徐榕志
插　　畫／盧宏烈（老外）
製版印刷／科億資訊科技有限公司
初版一刷／2016年5月31日
初版 5 刷／2016年7月12日
二版 一刷／2021年4月29日
定價／480元
ISBN：978-986-06439-0-9(平裝)

特別感謝：

諮詢顧問
- 衛生福利部社會及家庭署多功能輔具資源整合推廣中心
- 新北市輔具資源中心 楊忠一主任
- 自由空間教育基金會 唐峰正董事長
- 東南亞集團行銷企劃 蔡岳吟先生
- 羅佩琪小姐

城邦讀書花園
www.cite.com.tw

國家圖書館出版品預行編目資料

延緩失能安全照護全書【暢銷修訂版】／郭外天
著. -- 初版. -- 臺北市：原水文化化出版：家庭傳
媒城邦分公司發行, 2021.04
　　面；　公分. -- (Dr.Me健康系列；151X)
ISBN 978-986-06439-0-9(平裝)
1.失能 2.健康照護

419.7　　　　　　　　　　　　　　105006409